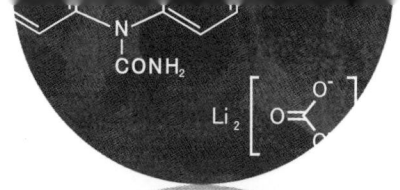

双極性障害の診断・治療と気分安定薬の作用機序

大分大学医学部 精神神経医学講座 教授　寺尾　岳
九州保健福祉大学 学長　和田明彦

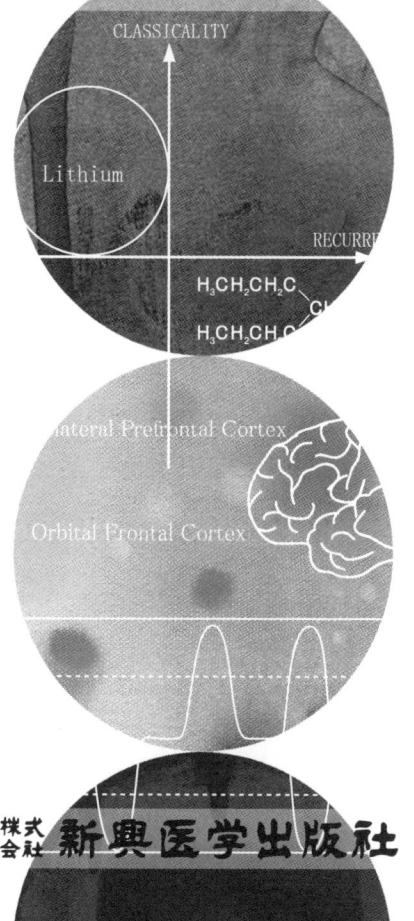

株式会社 新興医学出版社

はじめに

　周知のごとく、本邦においては1998年から自殺者数が3万人を突破し、2009年も依然として高い自殺率を記録しています。先進国首脳会議（G7）の時代には第1位、最近では主要8ヵ国首脳会議（G8）の中ではロシアに次いで第2位と不名誉な自殺頻発国に位置づけされています。その背景には、経済的な問題もさることながら、自殺に結びつく危険性のあるうつ病がきちんと診断・治療されていないことが指摘されています。そうは言っても以前と比較すると、新聞やテレビなどでうつ病を取り上げる機会も増え、うつ病に関する講演会も各地で開催され、書店はうつ病の啓蒙書であふれています。しかしながら、その一方で抗うつ薬による治療で良くならずむしろ悪化したなどの批判も増え、さらには精神医学や精神医療全体を批判する動きも出てきています。

　このような混沌とした状況の中で、私たちはうつ病と同じ「気分障害」というカテゴリーに属し、うつ病との鑑別がしばしば問題となる躁うつ病について焦点をあててまとめてみようと考えました。躁うつ病は最近では双極性障害と呼ばれていますが、簡単に言えば、元気が出すぎる躁病の時期と意気消沈するうつ病の時期を両方持つような疾患です。うつ病と診断された患者の中で、なかなか抗うつ薬に反応しない方、あるいは抗うつ薬によって元気が出すぎたり、攻撃的・衝動的になる方、さらには自殺を企図する方がおられますが、そのような方々の少なくとも一部は、実はこの双極性障害であると私たちは考えております。うつ病ではなくて双極性障害であることが見逃されているために、抗うつ薬を投与されても良くならないし、むしろ悪化する傾向にあるのだと考えるわけです。

　つまり、うつ病をよく知るには双極性障害をよく知ることも重要なのです。双極性障害自体はうつ病と比べるとはるかに少ないと言われてきたために、今まで精神科専門医以外が関心をもつことは少なかったように思います。ところが最近、意外に多いことが推測されています。その理由として、少しぐ

らい元気がよいほうが調子良いと感じる方が多いので、軽い躁状態が本人には病気として認識されにくいということも影響しているかもしれません。

　以上の状況を踏まえて、本稿においては双極性障害に関して最新の知識を提供することを目的にしています。まったくの憶測を取り上げることはなく、基本的には科学的根拠（エビデンス）重視の立場をとりますが、場合によっては広く認められていない概念や所見も掲載して、医学の進歩における新しい方向性を示すことに努めました。なお、前半の双極性障害の診断・治療は精神科医の寺尾が担当し、後半の気分安定薬の作用機序は薬理学者の和田が担当しました。

　2010年4月

寺尾　岳

目　次

第Ⅰ部　双極性障害の診断・治療

A　双極性障害の歴史 ─────────────────11

B　双極性障害の診断と分類 ───────────────14
　　1）躁病エピソード ···14
　　2）混合エピソード ···15
　　3）軽躁病エピソード ···15
　　4）大うつ病エピソード ···15
　　5）双極Ⅰ型障害 ···16
　　6）双極Ⅱ型障害 ···16
　　7）気分循環性障害 ···18
　　8）特定不能の双極性障害 ·······································18
　　9）気分変調性障害 ···18
　　10）大うつ病性障害 ··18
　　11）双極スペクトラム ··18
　　12）双極性うつ病の見つけ方 ····································27

C　双極性障害の病態生理 ────────────────29
　　1）背外側前頭前野（Dorsolateral Prefrontal Cortex : DLPFC） ········29
　　2）眼窩前頭皮質（Orbital Frontal Cortex : OFC） ··················29
　　3）前部帯状皮質（Anterior Cingulate Cortex : ACC） ···············30
　　4）海馬（Hippocampus） ······································30
　　5）扁桃体（Amygdala） ·······································30
　　6）基底核（Basal Ganglia） ···································30
　　7）白質（White Matter） ·····································30
　　1. 神経伝達物質や細胞内情報伝達機構、神経栄養因子など ·············33

D　双極性障害の遺伝 ─────────────────36

E 双極性障害の疫学 — 38

F 双極性障害の経過 — 41

1. 米国国立精神衛生研究所
 (National Institute of Mental Health : NIMH) の長期追跡研究 …… 41
　　1) 双極 I 型障害の長期予後 …… 42
　　2) 双極 II 型障害の長期予後 …… 42
2. 双極性障害から認知症への移行 …… 42
3. 自殺 …… 43

G 双極性障害の入院 — 45

　　1) 患者側要因 …… 45
　　2) 家族側要因 …… 46

H 双極性障害の薬物療法 — 47

1. 気分安定薬 …… 47
2. リチウムの投与 …… 47
3. バルプロ酸やカルバマゼピンの投与 …… 49
4. 気分安定薬の副作用 …… 50

I 気分エピソードの種類に応じた薬物の使い方 — 52

1. 躁病エピソード …… 52
　　1) 気分安定薬を用いる場合の留意点 …… 52
　　2) 気分安定薬と第二世代抗精神病薬の併用療法 …… 53
　　3) さらなる治療 …… 55
2. うつ病エピソード …… 56
　　1) 双極性うつ病の新しい治療薬 …… 57
3. 再発予防 …… 58
　　1) 気分安定薬を用いる治療の留意点 …… 58
　　2) 気分安定薬と第二世代抗精神病薬 …… 60

3) ラピッドサイクラーの治療 ·· 62

J　双極性障害の治療アルゴリズム ─────────── 64

K　双極スペクトラムの治療 ──────────────── 67

L　認知症や自殺に対するリチウムの予防効果 ─────── 72

M　双極性障害の非薬物療法（対人関係・社会リズム療法）と生活指導
　　　　　　　　　　　　　　　　　　　　　　　　　　　　 74

第Ⅱ部　気分安定薬の作用機序

N　治療薬の歴史は、「セレンディピティ」の連続です ────── 80
　　1. インド蛇木レセルピンと三環系抗うつ薬イミプラミン ············ 80
　　2. 統合失調症治療薬クロールプロマジンとイミプラミン ············ 81
　　3. パーキンソン病治療薬 L-ドーパ ··· 82

O　薬は特定の部位に作用する ──────────────── 83
　　1. Claud Bernard の歴史的実証（1856 年）································· 83
　　2. 医聖ヒポクラテスも用いた「ヤナギの樹皮」──その薬物成分の
　　　 同定、作用点・作用機序は、19世紀以降、初めて解明され始めた ········ 84
　　3. 薬物作用の特異性──治療薬は特定の部位にのみ作用する ······ 86
　　4. 細胞間情報伝達物質の受容体──治療薬が作用する標的分子 ·· 86
　　5. 生理活性物質による細胞機能の調節──細胞間情報伝達機構と
　　　 細胞内情報伝達機構のダイナミックな制御 ···························· 89

P　リチウムの作用点・作用機序 ─────────────── 94
　　1. リチウム治療の幕開け──試行錯誤 ···································· 94

2. リチウムの作用点・作用機序の模索
　　——生体情報伝達機構研究の「夜明け前」 …………………………………94
3. リチウムの神経細胞保護作用 ……………………………………………………95

Q　リチウムの標的分子：glycogen synthase kinase-3β（GSK-3β）とβ-catenin経路 ——————97

1. GSK-3βは、多くの疾患治療薬の標的分子である ……………………………97
2. リチウムによるGSK-3α/3β抑制機序——直接的抑制と間接的抑制 ………100
　　1）直接的抑制機序 ………………………………………………………………100
　　2）間接的阻害機序 ………………………………………………………………100
3. 治療的投与によるリチウムの血中濃度——GSK-3α/3β抑制 ……………101
4. リチウムによるGSK-3β抑制——気分安定化に関与 ………………………101
5. 驚くべきブレイクスルー
　　——成人ヒト脳・海馬で、新たに神経細胞が誕生している ………………103
6. 気分障害は、単なる神経伝達の機能異常ではない
　　——神経細胞可塑性の構造的異常を伴う ……………………………………103
7. GSK-3β抑制・β-catenin活性化——神経精神病治療の共通の標的 ………104
8. β-cateninの下流に位置する神経栄養因子 ……………………………………105

R　遺伝子転写のエピジェネティク（epigenetic）調節 ——————108

1. エピジェネティク調節と神経精神疾患 ………………………………………108
2. 気分障害の発症・維持・治療：エピジェネティク調節とその可逆性 ……109
3. エピジェネティク調節の可逆性：
　　神経精神薬、電気けいれんによる修飾 ………………………………………110

S　気分安定化抗けいれん薬 ——————112

1. 抗けいれん薬——多彩な疾患治療への応用 …………………………………112
2. 第二世代気分安定化抗けいれん薬 ……………………………………………113
　　1）バルプロ酸 ……………………………………………………………………113

2）カルバマゼピン ……………………………………………………116
3. 第三世代気分安定化抗けいれん薬 …………………………………119
   1）ラモトリギン ………………………………………………………119
   2）トピラマート ………………………………………………………119
   3）ガバペンチン ………………………………………………………120

おわりに ……………………………………………………………………123

第Ⅱ部　気分安定薬の作用機序：用語省略形 …………………………125

文献
   第Ⅰ部文献 ………………………………………………………………126
   第Ⅱ部文献 ………………………………………………………………130

索引 …………………………………………………………………………141

第Ⅰ部
双極性障害の診断・治療

A 双極性障害の歴史

　紀元前5～7世紀に成立した旧約聖書やギリシャ悲劇には、既にうつ病や躁病と考えられる人物の記載があるそうです。ギリシャ時代にHippocratesは病気の体液学説を提唱しましたが、これによると人間の体液は血液、粘液、黄胆汁、黒胆汁を含んでおり、これらの体液のバランスが崩れることで病気が起こると考えました。それぞれに対応して多血質、粘液質、胆汁質、メランコリー（黒胆汁質）が生じるとしました。このメランコリーの概念は必ずしも現在のうつ病とは同一ではありませんが、「ひどく元気がなく、食欲もなく、イライラと落ち着きがない。不眠で憂うつに陥っている」と記載されているメランコリーの症例もあり[1]、うつ病の状態に該当する部分があると考えられます。

　他方、この本のタイトルにある双極性障害（以前は躁うつ病と呼ばれていました）は、ローマ時代にAretaiosが「マニー（躁病）は行動が騒がしい。生来、情熱的、刺激的、活発で無思慮、朗らか、子供っぽい人である。正反対のメランコリー（うつ病）になりやすい人は、活気のない、悲しげな、学習するのに時間はかかるが、仕事は我慢強くやるタイプである」と躁病の状態とうつ病の状態を対比する記載を行った上で、「以前にマニーであった人はメランコリーになりやすい」と明確に述べています[1]。実際に、私たちの臨床場面でも躁病だけの患者は稀で、躁病の患者はその後、たいていうつ病も経験することになります。それで、躁病という病名ではなく、躁うつ病もしくは双極性障害（躁の極とうつの極と両方出てくる病気）という病名を使うことが多いのです。しかしまだローマ時代には、躁病にせようつ病にせよ、精神科の病気として明確に理解されることはありませんでした。

　そして残念ながら、中世において精神医学という学問は大きな進歩もない

まま、精神病患者を魔女狩りの対象にしたり、鎖でしばったり、牢屋に放り込むなど、偏見に満ちた時代として経過しました。その中で、不幸中の幸いと言いますか、他の患者と異なり、メランコリーやマニーの患者は悪魔や魔女ではなく病気を抱えているとみなされる傾向にありました[1]。その後19世紀になって、フランスの医学者Farletは、躁・うつ両病相が交代して生じる疾患の概念を「循環精神病」としてまとめました。この循環精神病の概念をさらに深め、すべての気分障害を「躁うつ病」としてまとめたのがドイツのKraepelinです。すなわちKraepelinは、躁とうつの症状の特徴、周期的に経過し病相期以外の時期には正常に回復して予後が良いということから、これを早発痴呆（以前の精神分裂病、現在の統合失調症）と対比して、1899年に躁うつ病と名付け、その後この疾患の概念を確立しました。

　Kraepelinは若干の迷いを持ちつつも、躁うつ病と単極性うつ病を一括して躁うつ病として扱いました（躁うつ病一元論）が、1960年代からスイスのAngstやPerrisにより、臨床経過、性別有病率、家族遺伝歴、病前性格論などに基づいて、「Kraepelinが躁うつ病としてひとまとめにした病気は、双極病、単極性うつ病の2つの別々の病気からなる」と双極性障害と単極性うつ病に2分割されました（躁うつ病二元論）。その後、Dunnerが1976年に明確な躁を示す従来の型を双極Ⅰ型障害とし、軽躁を伴ううつ病を双極Ⅱ型障害として独立させたことにより、米国精神医学会による国際的な診断基準であるDiagnostic and Statistical Manual of Mental Disorders（DSM）でも躁病エピソードを伴う双極Ⅰ型障害と軽躁病エピソードを伴う双極Ⅱ型障害を併せて双極性障害とし、これらを大うつ病性障害など単極性うつ病と区別しました。

　ところが後述しますように、Akiskalら[3,4]によって1980年代後半から単極性うつ病の少なくとも一部は軽微双極性障害（soft bipolar disorder）であり、さらには単極性うつ病と双極性障害は連続しているという双極スペクトラム障害の概念が提唱されるに至り、躁うつ病の概念は再びKraepelinの一元論へ回帰の方向性を示し始めています。

さてKraepelinは、躁うつ病概念の重要な要素を、周期的な再発の経過、気質、躁うつ病の家族歴、若年発症と考えました。Kraepelinは、気分、思考、活動性のどの症状も躁うつ病の構成要素として平等に扱いました[2]。ところが、DSM-Ⅳ-TRでは気分を中核症状に据えており、Kraepelinの考え方とは異なるといえます。他方、世界保健機構（WHO）の作成した国際的な診断基準であるInternational Classification Diseases-10（ICD-10）では躁病診断に活動性の亢進を爽快気分と同等に扱っており、Kraepelinの考えと矛盾しません[2]。他にもDSM-Ⅳ-TRとICD-10には整合性のないところがあり、まだまだ精神科の診断基準は発展途上にあると言わざるを得ません。

B 双極性障害の診断と分類

　うつ病や双極性障害などを一括して、気分障害（mood disorders）と呼びます。以前は、感情障害（affective disorders）と呼んでいましたが、実際の臨床上はほぼ同じ概念と考えてよいでしょう。この気分障害を分類する過程の中で、うつ病や双極性障害を詳しく見ていきましょう。気分障害の分類に際しては、気分エピソードの組み合わせで分類していきます。気分エピソードは、ひとつひとつの病相のことであり、うつの病相であれば気分が落ち込み始めて底をつき、再び上がり始めて正常気分に戻るまでの一周期をうつ病エピソードと言います。DSM-Ⅳ-TRでは、躁病エピソード、混合エピソード、軽躁病エピソード、大うつ病エピソードなどが以下のように定義されています。

1) 躁病エピソード

　気分が異常かつ持続的に高揚し、開放的で、またはいらだたしい、いつもとは異なった期間が、少なくとも1週間持続します（入院治療が必要な場合はいかなる期間でも良いとされています）。そして、自尊心の肥大、睡眠欲求の減少、多弁、観念奔逸、注意散漫、目標志向性の活動亢進、快楽的活動への没頭のうち3つ（気分が単にいらだたしい場合は4つ）が存在します。症状は混合エピソードの基準（後述）を満たしません。社会的な機能も著しく障害され、対人関係に著しい支障をきたしたり、入院が必要であったり、あるいは精神病性の特徴（幻覚や妄想）を有することがあります。症状は、物質（乱用薬物、投薬など）や一般身体疾患（甲状腺機能亢進症など）によるものではありません。

2）混合エピソード

　少なくとも1週間の間ほとんど毎日、躁病エピソードの基準と大うつ病エピソードの基準をともに満たし、社会的な機能も著しく障害され、対人関係に著しく支障をきたしたり、入院が必要であったり、精神病性の特徴を有することがあります。症状は、物質や一般身体疾患によるものではありません。

3）軽躁病エピソード

　持続的に高揚した、開放的な、またはいらだたしい気分が、少なくとも4日間続くはっきりとした期間があり、それは抑うつのない通常の気分とは明らかに異なっています。そして、自尊心の肥大、睡眠欲求の減少、多弁、観念奔逸、注意散漫、目標志向性の活動亢進、快楽的活動への没頭のうち3つ（気分が単にいらだたしい場合は4つ）が存在します。エピソードには、その人に症状がないときとは異なる明確な機能変化が随伴し、このような変化は他者から観察可能です。しかし、社会的な機能はそれほど障害されず、対人関係に支障をきたすこともなく、入院の必要はなく、精神病性の特徴を有することもありません。症状は、物質や一般身体疾患によるものではありません。

4）大うつ病エピソード

　抑うつ気分や興味または喜びの喪失の少なくともいずれか1つが存在しつつ、食欲や体重の変化、睡眠障害、焦燥または制止、疲労感や気力の減退、無価値感や過剰な罪責感、思考力や集中力の低下、自殺念慮や自殺企図の全9項目のうち、5つ以上が同じ2週間の間に存在しています。症状は混合エピソードの基準を満たしません。社会的な機能も著しく障害され、対人関係に著しい支障をきたしたり、入院が必要であったり、あるいは精神病性の特徴を有することがあります。これらの症状は、物質や一般身体疾患によるものではありません。さらに、症状は死別反応ではうまく説明されません。

これらのエピソードの組み合わせとして、以下に示すようなさまざまな気分障害が分類されています。なお、図に関してはAkiskalの考え方を基にStahl[5]の作成した経過図を私たちが改変しました。

5）双極Ⅰ型障害（図1）

1回以上の躁病エピソードもしくは混合性エピソードが生じた気分障害であり、しばしば大うつ病性障害も生じることがありますがこれは診断には必要とされません。なお、1年間に4回以上再発を繰り返すものは特別に病相頻発型気分障害（rapid cycling affective disorder）と言われ、この患者をラピッドサイクラーと呼びます。

6）双極Ⅱ型障害（図2）

躁病エピソードや混合性エピソードは生じたことがなく、1回以上の軽躁病エピソードが生じた気分障害であり、大うつ病エピソードが生じたことが診断には必要です。

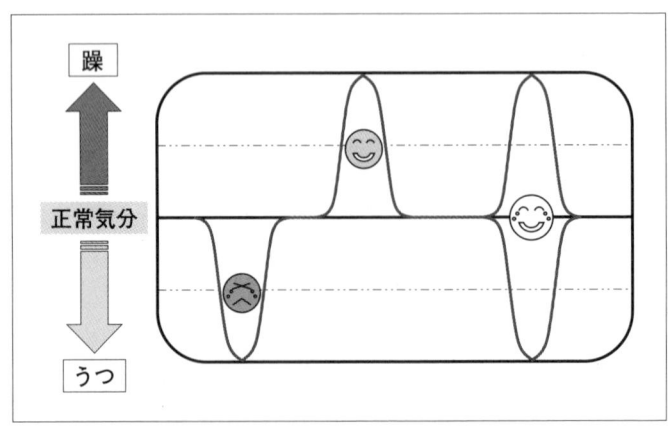

図1　双極Ⅰ型障害
1回以上の躁病エピソードもしくは混合エピソードが生じた気分障害。しばしば大うつ病エピソードも生じることがあるが、これは診断には必要とされない。
(Akiskalの考え方を基にStahl[5]の作成した経過図を改変)

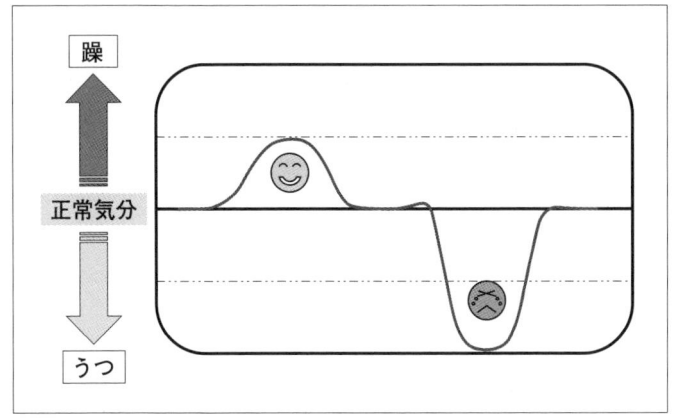

図2 双極 II 型障害
1回以上の軽躁病エピソードが生じた気分障害であり、大うつ病エピソードが生じたことが診断には必要で、躁病エピソードや混合性エピソードは生じたことがないことも必要である。
(Akiskalの考え方を基にStahl[5]の作成した経過図を改変)

さて、双極 I 型障害と II 型障害を区別するものは躁病エピソードと軽躁病エピソードですが、これら2つのエピソードの間には多くの違いがあります。それぞれの定義自体による違いもあるのですが、次のようにまとめることが出来ます。まず、幻覚や妄想はしばしば躁病エピソードに生じますが、軽躁病エピソードにはけっして生じません。躁病エピソードは機能を大きく損ないますが、軽躁病エピソードは若干障害する程度で、むしろ機能が改善されることもあります。特に創造性や芸術性が発揮されたり、仕事の能率が向上したり、対人関係が活性化されるなど、時によっては良い面もあるのです。躁病エピソードはしばしば入院を必要としますが、軽躁病エピソードは必要としません。躁病エピソードは軽躁病エピソードよりも長く持続します。躁病エピソードでは観念奔逸を生じますが、軽躁病エピソードでは創造的な思考から、さらには観念奔逸に至るものまでさまざまです。また、軽躁病エピソードでは危険を伴う行為に手を出すことがありますがそれほど深刻ではなく、躁病エピソードでは深刻で危険な行為に進んでしまうことがあります。

7）気分循環性障害

　少なくとも2年間にわたり、躁病エピソードを満たさない軽躁病エピソードと、大うつ病エピソードを満たさない軽うつ病エピソードが多数の期間存在した気分障害で、連続して2ヵ月間このような症状がなかったことがありません。

8）特定不能の双極性障害

　上記のどの特定の双極性障害の基準も満たさない双極性障害です。後に詳述しますが最近注目を浴びている双極スペクトラムの多くは、現在の診断基準によると、ここに入れざるをえないことになります。

9）気分変調性障害

　少なくとも2年間にわたり、大うつ病エピソードを満たさない軽うつ病エピソードが持続している気分障害で、しばしばさらに遷延します。この経過中に大うつ病エピソードが重なることがあり、重複うつ病（double depression）と呼ばれています。

10）大うつ病性障害

　大うつ病エピソードが少なくとも1回生じた気分障害で、多くの患者が再発を繰り返します。躁病エピソード、混合エピソード、軽躁病エピソードなどは生じたことがありません。

11）双極スペクトラム

　DSM-Ⅳ-TRでは、先に述べたように特定不能の双極性障害に属する気分障害などに属することになりますが、Akiskalなどにより積極的な分類と意味づけが以下のようになされています。ただしこの分類は、いまだ広く認められたものでないことを強調しておきます。

① 双極1/4型障害（図3）
　単極性のうつ病ですが、抗うつ薬に迅速に反応するものの、効果がすぐに中折れしてしまうような気分障害で、抗うつ薬治療に気分安定薬の併用が奏効する可能性が高いと考えられます。

② 双極1/2型障害（統合失調双極障害）（図4）
　躁病エピソードや軽躁病エピソード、あるいは大うつ病エピソードに幻覚妄想など精神病像を伴います。統合失調感情障害のひとつである双極型（統合失調双極障害）と考えられます。

③ 双極Ⅰ1/2型障害（図5）
　軽躁病エピソードを繰り返しながらもいまだ大うつ病エピソードを経験し

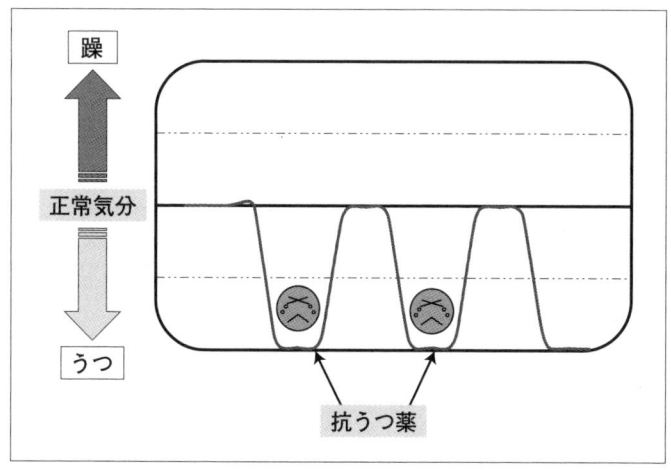

図3　双極1/4型障害
　単極性のうつ病だが、抗うつ薬に迅速に反応するものの、効果がすぐに中折れしてしまうような気分障害で、気分安定薬の併用が奏効する可能性が高いと考えられる。
（Akiskalの考え方を基にStahl[5]の作成した経過図を改変）

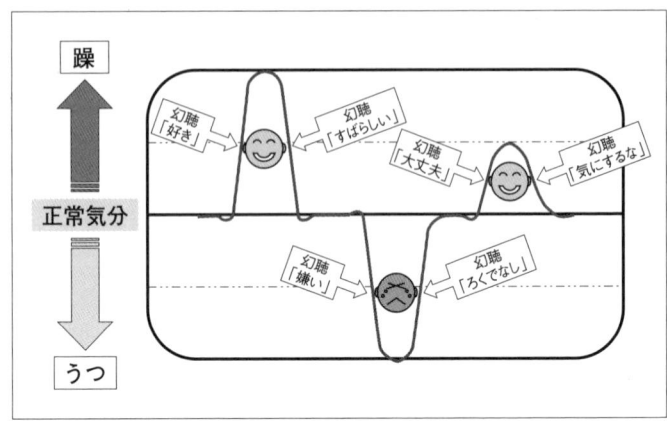

図4 双極1/2型障害（統合失調双極障害）
躁病エピソードや軽躁病エピソード、あるいは大うつ病エピソードに幻覚妄想など精神病像を伴う。統合失調感情障害のひとつである双極型（統合失調双極障害）と考えられる。
(Akiskalの考え方を基にStahl[5]の作成した経過図を改変)

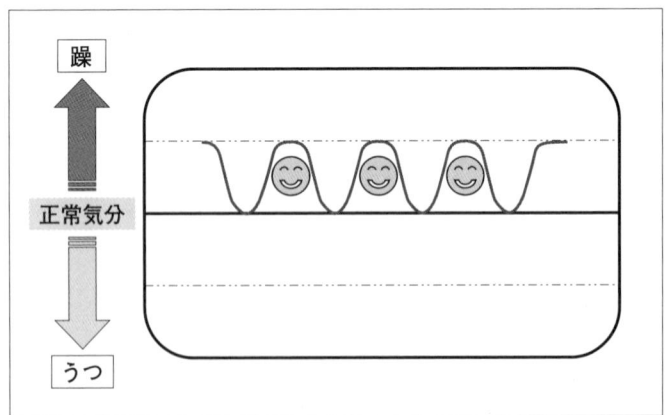

図5 双極Ⅰ1/2型障害
軽躁病エピソードを繰り返しながらも、いまだ大うつ病エピソードを経験していない気分障害のこと。このような患者はいずれ大うつ病性障害を経験して双極Ⅱ型障害と診断される可能性がある。この時点では、治療が必要でないかもしれないが、必要であれば気分安定薬が奏効する可能性がある。
(Akiskalの考え方を基にStahl[5]の作成した経過図を改変)

ていない気分障害のことです。このような患者はいずれ大うつ病性障害を経験して双極Ⅱ型障害と診断される可能性はあります。この時点では、治療が必要でないかもしれませんが、必要であれば気分安定薬が奏効する可能性があります。

④ 双極Ⅱ 1/2型障害（図6）

循環気質を有する人が大うつ病エピソードを経験した場合の気分障害です。循環気質を有するだけの段階では医療機関にかからないでしょうが、大うつ病エピソードを生じた段階で受診すると考えられます。この時点でDSM-Ⅳ-TRなどに従うと大うつ病性障害と診断されて、抗うつ薬が投与されると考えられます。ところが、このような患者は双極Ⅰ型やⅡ型障害のように抗うつ薬によって躁転しやすくまたラピッドサイクラーを生じやすいのです。したがって、気分安定薬の有用性が期待されます。

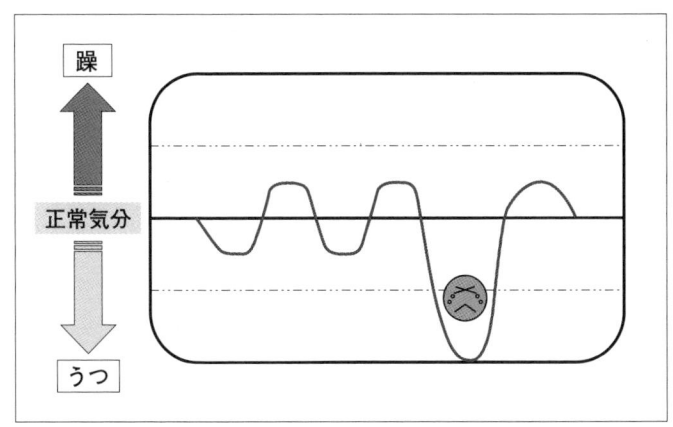

図6 双極Ⅱ 1/2型障害
　　循環気質を有する人が大うつ病エピソードを経験した場合の気分障害。循環気質を有するだけの段階では医療機関にかからないだろうが、大うつ病エピソードを生じた段階で受診すると考えられる。
　　（Akiskalの考え方を基にStahl[5]の作成した経過図を改変）

⑤ 双極Ⅲ型障害（図7）

抗うつ薬投与中に躁病エピソードもしくは軽躁病エピソードを生じた気分障害で、DSM-Ⅳ-TRでは物質誘発性の気分障害と診断されてしまうところです。抗うつ薬を投与してもまったく躁転しない患者も多いわけですから、このような患者はそもそも双極性の素質を有すると考える方が自然と考えられますし、実際にそのように考える精神科医も多いようです。これらの患者が将来的に自然経過として抗うつ薬の入っていない時期に躁病エピソードもしく軽躁病エピソードを起こしたならば、その時点で双極Ⅰ型もしくはⅡ型障害と診断されることになります。それまでは、この双極Ⅲ型障害という診断を根拠として、抗うつ薬を単独では使用せずむしろ気分安定薬を使用する根拠とすることができます。

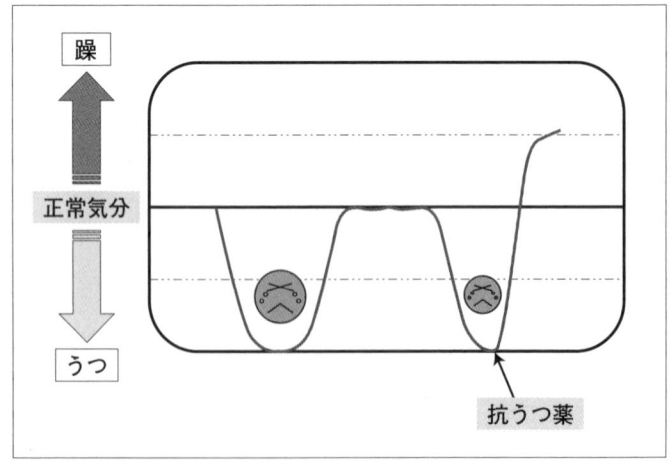

図7　双極Ⅲ型障害
抗うつ薬投与中に躁病エピソードもしくは軽躁病エピソードを生じた気分障害で、DSM-Ⅳ-TRでは「物質誘発性の気分障害」と診断される。しかし、抗うつ薬を投与してもまったく躁転しない患者も多いため、このような患者はそもそも双極性の素質を有すると考える。
（Akiskalの考え方を基にStahl[5]の作成した経過図を改変）

⑥ 双極Ⅲ 1/2型障害（図8）

　アルコールや覚醒剤など物質乱用による気分障害のことで、うつ病エピソードを持ち上げるために覚醒剤などに手を出す患者もいますが、もともと自然経過や薬物による躁状態を経験した患者が躁状態を求めて覚醒剤に手を出すこともあります。

⑦ 双極Ⅳ型障害（図9）

　発揚気質を有する人が大うつ病エピソードを経験した場合の気分障害です。先ほどの双極Ⅱ 1/2型障害と事情は共通しますが、発揚気質を有するだけの段階では医療機関にかからないでしょうが、大うつ病エピソードを生じた段階で受診すると考えられます。この時点でDSM-Ⅳ-TRなどに従うと大

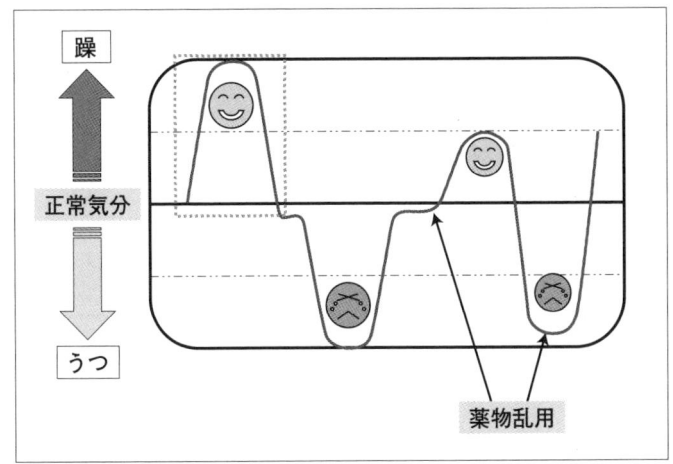

図8　双極Ⅲ 1/2型障害
　　物質乱用による気分障害のことで、うつ病エピソードを持ち上げるために覚醒剤などに手を出すことになる。このような患者は点線で囲んだ部分のように、以前に自然経過として躁病エピソードもしくは軽躁病エピソードを経験したことがあるかもしれない（その場合は、双極Ⅰ型もしくはⅡ型障害となる）。
　　（Akiskalの考え方を基にStahl[5]の作成した経過図を改変）

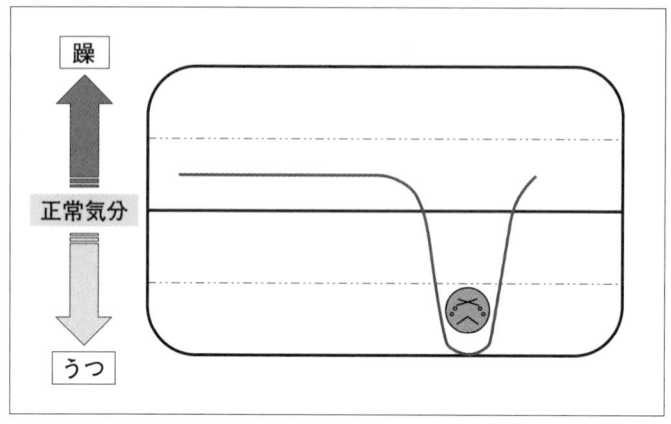

図9 双極Ⅳ型障害
発揚気質を有する人が大うつ病エピソードを経験した場合の気分障害。先ほどの双極Ⅱ1/2型障害と事情は共通するが、発揚気質を有するだけの段階では医療機関にかからないことが多いため、大うつ病エピソードを生じた段階で受診すると考えられる。
(Akiskalの考え方を基にStahl[5]の作成した経過図を改変)

うつ病性障害と診断されて、抗うつ薬が投与されると考えられます。ところが、このような患者は双極Ⅰ型やⅡ型障害のように抗うつ薬によって躁転しやすくまたラピッドサイクラーを生じやすいのです。したがって、気分安定薬の有用性が期待されます。

⑧ 双極Ⅴ型障害（図10）

　これはいくつかの躁症状を同時に伴う大うつ病エピソードが生じる気分障害のことです。先述しましたように、混合エピソードは大うつ病エピソードと躁病エピソードを同時に満たすことが必要とされますが、この基準はきわめて厳しく、実際の臨床場面ではめったに遭遇しません。むしろ、躁病エピソードの診断基準は満たさないが、いくつかの躁症状が大うつ病エピソードに混在している患者がしばしば散見されるのです。治療は抗うつ薬ではなく、むしろ気分安定薬が推奨されるところが重要です。もしも抗うつ薬を投与す

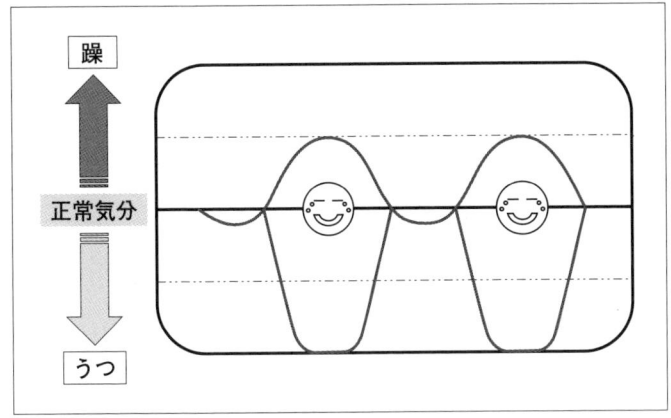

図10　双極Ⅴ型障害
　これはいくつかの躁症状を同時に伴う大うつ病エピソードが生じる気分障害のことである。混合エピソードは大うつ病エピソードと躁病エピソードを同時に満たすことが必要とされるが、この基準はきわめて厳しく、実際の臨床場面ではめったに遭遇しない。むしろ、躁病エピソードの診断基準は満たさないが、いくつかの躁症状が大うつ病エピソードに混在している患者がしばしば散見される。
（Akiskalの考え方を基にStahl[5]の作成した経過図を改変）

ると、賦活症候群や焦燥感の誘発、rapid cycling、躁転、自殺念慮の出現など憂慮すべき事態に陥ることが予想されます。

⑨ 双極Ⅵ型障害（**図11**）

　焦燥感やイライラ、気分変動など、認知症に伴う躁症状のことです。以前は、認知症の辺縁症状と考えられていましたが、もともと双極性障害の素質のある方が認知症を罹患することにより、双極性障害の症状が出やすくなったと解釈します。実際にこのような患者に抗うつ薬を投与すると悪化することが多く、気分安定薬を投与すると改善することがしばしば経験されます。後に述べるように、精神疾患の中でもっとも認知症に移行しやすいものは双

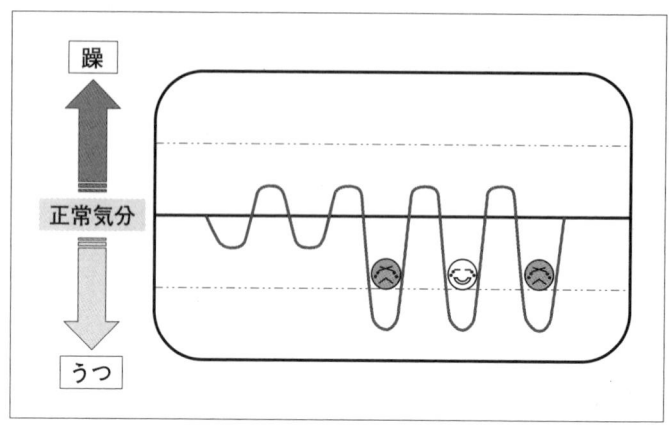

図11 双極Ⅵ型障害
焦燥感や気分変動性など、認知症に伴う躁症状のこと。以前は、認知症の辺縁症状と考えられていたが、もともと双極性障害の素質のある方が認知症に罹患することにより、双極性障害の症状が出やすくなったと解釈する。実際にこのような患者に抗うつ薬を投与すると悪化することが多く、気分安定薬を投与すると改善することがしばしば経験される。精神疾患の中でもっとも認知症に移行しやすいものは双極性障害であることが知られており、この2つの疾患には共通した病態生理が存在しているのかもしれない。
(Akiskalの考え方を基にStahl[5]の作成した経過図を改変)

極性障害であることが知られており、この2つの疾患には共通した病態生理が存在しているのかもしれません。

　以上のように、双極スペクトラムという概念が広がりつつあり、気分障害の分類も複雑になりつつあります。双極スペクトラムの考えが生きてくるのは、「躁が見られない」と考えられ、したがって従来なら「単極性うつ病」と思われていたものの中でも、実は双極性の延長線上にあるということに気がつくことです[1]。特に、双極Ⅱ1/2型（循環気質で明確なうつ病エピソードを示すタイプ）と双極Ⅳ型（発揚気質で明確なうつ病エピソードを示すタイプ）は、軽躁病エピソードも躁病エピソードも示しておらず、DSM-Ⅳ-

TRなどの従来診断では大うつ病性障害と診断されてしまいますが、Akiskalの考え方を踏襲すると双極スペクトラムつまり双極性障害に含まれることになるわけです。

　実際の臨床場面において、そのような患者から抗うつ薬をはずして気分安定薬を入れるとすっきり落ち着くことがあり、双極スペクトラム概念の有用性を実感することがしばしばあります。いずれにせよ、DSM-Ⅳ-TRやICD-10という診断基準はまだまだ発展途上であることを実感しますし、患者の気質や正常範囲内での気分変動に縦断的な検討を加えることの重要性を再認識することになります。

12）双極性うつ病の見つけ方

　先ほどご紹介した双極スペクトラムの考え方を受け入れるにせよ、受け入れないにせよ、目の前にあらわれたうつ病の患者が双極性障害のうつ病なのか、大うつ病性障害のうつ病（もっと正確には単極性うつ病のうつ病）なのかを見分けることは、抗うつ薬主体で治療するのか、気分安定薬主体で治療するのかを規定するという意味で、非常に重要なことです。

　過去に躁病エピソードないし軽躁病エピソードを経験した患者が大うつ病エピソードを生じた場合には、そのエピソードは双極性うつ病と判断できますが、そのような情報がない時には、うつ病の患者を単極性うつ病なのか、双極性うつ病なのか見分けることはきわめて難しいと思われます。このような状況に対し、Stahl[5]は以下のようなヒントを与えてくれています。

① 現在の症状に注目せよ！
　過眠、過食、不安症状の合併、精神運動制止、気分変動性、精神病症状、自殺念慮などは、単極性うつ病よりも双極性うつ病に生じやすい。

② 過去に注目せよ！
　発症年齢が若いこと、うつ病エピソードの再発が多いこと、うつ病の罹病

期間が長いこと、症状の急速悪化と急速改善、繰り返し離婚したり転職することなどは、単極性うつ病よりも双極性うつ病に生じやすい。

③抗うつ薬への反応に注目せよ！

　何種類もの抗うつ薬に反応しないこと、逆に抗うつ薬に急速に反応すること、抗うつ薬によって不眠、焦燥感、不安感など賦活症状が生じることは、単極性うつ病よりも双極性うつ病に生じやすい。

# C 双極性障害の病態生理

双極性障害の病態生理に関して説明する前に、脳のどの部分がどのような機能を担当しているのか簡単に触れておきましょう（図12）。

1）背外側前頭前野（Dorsolateral Prefrontal Cortex：DLPFC）

前頭葉の外側に位置して、実行機能や問題解決、解析など、さまざまな認知機能を司っていると考えられています。

2）眼窩前頭皮質（Orbital Frontal Cortex：OFC）

眼球がおさまる眼窩の上に位置し、衝動性や強迫性、欲動などをコントロールしていると考えられています。

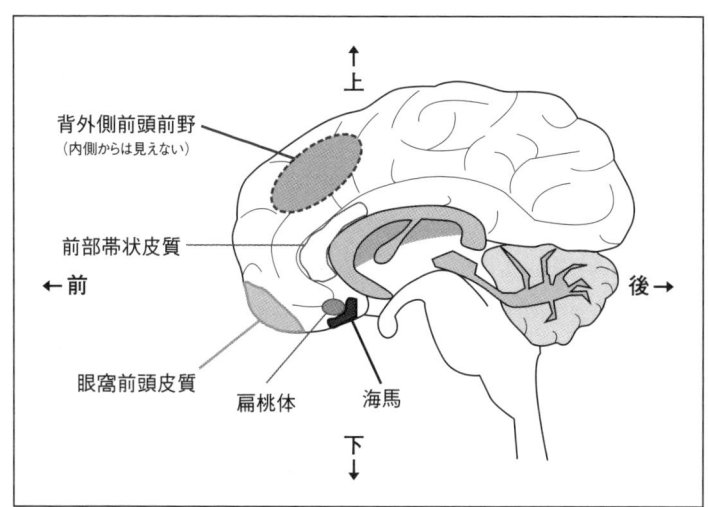

図12　脳の矢状断（右脳と左脳の境目で分割したもの）

3）前部帯状皮質（Anterior Cingulate Cortex：ACC）

左右の脳を連絡する脳梁を囲む位置に帯状皮質はありますが、その前部です。前頭皮質に属し、その上部は背側前部帯状皮質（dorsal ACC）とされ、選択的注意を司っていると考えられています。下部は腹側前部帯状皮質（ventral ACC）とされ、抑うつ気分や不安をコントロールしていると考えられています。ここは、膝下前部帯状皮質（subgenual ACC）とも呼ばれています。

4）海馬（Hippocampus）

記憶にかかわっており、感情的な色合いのあるデータを扁桃体と連携しながら記憶に取り込むと考えられています。

5）扁桃体（Amygdala）

知覚刺激を感情的に評価することを司り、恐怖、怒り、悲しみをコントロールしていると考えられています。

6）基底核（Basal Ganglia）

尾状核、被殻、淡蒼球、視床下核、黒質から構成され、運動機能の統合を司っていますが、感情的なデータも扱うことも指摘されています。

7）白質（White Matter）

前頭前野から眼窩前頭皮質、内包、線条体、視床、脳梁膝部（前部帯状皮質に隣接）、側頭皮質に神経線維を投射し連絡する機能を有しています。

これらの部位がどうやら双極性障害の病態生理とかかわっているらしいということがわかってきました。これらの部位に焦点をあてながら、脳の形態を見る頭部MRI検査, 脳の機能を見る頭部SPECT, PET, fMRIなどの諸検査がなされ、双極性障害の患者では健常者と比較してどのような異常が見られ

るのか、検討されてきました。Savitz と Drevets[6] らによる総説から、今までの所見は以下のようにまとめることができます。

1）背外側前頭前野（Dorsolateral Prefrontal Cortex : DLPFC）

双極性障害の患者で投薬中の寛解状態にある患者で、この部分の萎縮が指摘されています。

2）眼窩前頭皮質（Orbital Frontal Cortex : OFC）

双極性障害の患者では成人においても小児においても、眼窩前頭皮質の体積が減少しているという報告があります。機能画像では、悲しい気分へ誘導すると躁病患者ではこの部分の血流が低下しましたが、うつ病患者では血流低下がこの部分には認められなかったといいます。

3）前部帯状皮質（Anterior Cingulate Cortex : ACC）

気分障害の家族歴がある患者の場合には、双極性うつ病も単極性うつ病もともに、左側の膝下前部帯状皮質の体積が減少することが報告されています。さらに、服薬をしていない患者で、左側の膝下前部帯状皮質の代謝低下が PET で確認されています。最近のメタ解析では、気分障害の患者では膝下前部帯状皮質の体積は左側も右側も減少しているが、特に左側の萎縮は気分障害の家族歴（つまりは遺伝）の影響を強く受けるといいます。単極性うつ病の場合に、うつ病エピソードの時のほうが寛解時よりも膝下前部帯状皮質の血流が亢進しており、抗うつ薬治療により低下するという報告もあります。

4）海馬（Hippocampus）

双極性障害患者において、少数の研究では海馬の萎縮が報告されていますが、多くの研究では海馬の体積は維持されると報告しています。

5）扁桃体（Amygdala）

双極性障害の成人では扁桃体の体積が増大し、逆に児童・思春期患者では扁桃体の体積が委縮していました。基底状態（無刺激状態）の機能は、成人では亢進し、それはうつ病の程度と正の相関を示しました。

6）基底核（Basal Ganglia）

双極性障害の患者は健常者と比較して尾状核や淡蒼球の体積は変わらず、機能も変わらなかったという報告が多いのですが、線条体（尾状核＋被殻）の体積は大きかったという報告や、線条体の体積は双極性障害の罹病期間が長いほど小さく、発症年齢が高いほど小さいという報告もあります。躁状態やうつ状態で何らかの課題を課した後の機能が亢進するという報告もあります。

7）白質（White Matter）

寛解した双極性障害の成人患者で、左側の膝下前部帯状皮質と扁桃体・海馬を連絡する神経線維が再構築されているという報告があります。

　付け加えると、双極性障害では脳室周囲の高信号領域や側脳室と第三脳室の拡大が指摘されていました。後者に関しては、双極性障害の再発を繰り返すほど拡大が進むようで、経過を反映している可能性が指摘されていました。また、両側の扁桃体の肥大を指摘する報告もありましたが、リチウムやバルプロ酸など気分安定薬の影響も無視することは出来ませんでした。
　このような状況の中で、双極性障害の脳画像に関してどの所見が本当に確からしいのか検討するために、2008年にKemptonら[7]は双極性障害患者と健常者の脳画像を比較した141の研究をメタ解析にかけました。対象となった患者数は全体で3,509名、健常者の数は4,687名です。メタ解析の結果、双極性障害患者のほうが健常者よりも有意に大きかったのは側脳室全体（117％）、右の側脳室（112％）、第三脳室（113％）であり、有意に小さか

ったのは脳梁（93％）であることがわかりました。双極Ⅱ型障害を除外して双極Ⅰ型障害と健常者を比較した場合に新たに有意差が出現するのは、灰白質の体積と左の膝下前頭皮質（いずれも双極Ⅰ型障害＜健常者）、それから淡蒼球（双極Ⅰ型障害＞健常者）でした。また、高信号領域の出現は双極性障害の方が健常者よりも有意に多く、全体では3倍、深部白質では2.5倍、皮質下灰白質では2.8倍、左半球では4.1倍、右半球では5.6倍、前頭皮質では6倍、頭頂皮質では6.5倍でした。年齢や発症年齢は、深部白質の高信号領域に影響せず、罹病期間も脳室拡大に影響を与えませんでした。リチウムの服用は、灰白質の体積を増大させましたが、深部白室の高信号領域には影響を与えませんでした。したがって、このメタ解析の結果からは脳室拡大は罹病期間に伴うものではなく、おそらくは発症時点で存在しているものと考えられます。

1. 神経伝達物質や細胞内情報伝達機構、神経栄養因子など

　双極性障害の病態生理に関連して、以前よりノルアドレナリン、ドパミン、セロトニンなどの神経伝達物質が検討されてきました。1970年代には、アセチルコリンとノルアドレナリンの不均衡仮説が提唱されました。その後、うつ病患者の脳脊髄液でドパミンの代謝産物であるhomovanilic acid（HVA）の濃度が低いという報告もなされました。双極性障害患者の死後脳研究では、セロトニンやセロトニンの代謝産物である5-hydroxyindol acetic acid（5-HIAA）が低下していました。1970年代に提唱されたもうひとつの仮説は、双極性障害の患者では健常者と比べて赤血球中のナトリウム・カリウムATPaseが低下しているために、電解質異常が関連しているというものでした[8]。1980年代より、GTP結合蛋白質、cAMPやIP$_3$などのセカンドメッセンジャー、カルシウムなどさまざまな要因が双極性障害の病態生理と関連するものとして指摘されてきた経緯があります。神経伝達物質が結合する受容体に関する研究では、未治療の双極性障害患者では、健常者と比較して中脳

縫線核や辺縁系で5-HT$_{1A}$受容体が大きく減少していることがPETを用いた研究で明らかにされました[8]。

最近では、脳由来の神経栄養因子（brain-derived neurotrophic factor：BDNF）や神経保護因子が不足し、正常気分を維持する神経回路（前頭前野、前部帯状皮質、海馬、扁桃核、基底核、視床などから構成される）の機能も低下し、気分の逸脱が生じる結果、躁病相やうつ病相が生じるという考え方があります。このBDNFは、脳細胞の新生、生存、樹状突起の成長、シナプスの可塑性などを司る重要な栄養因子であり、大うつ病性障害のうつ病エピソードで血中BDNF濃度が低下していることが知られています[9〜11]。この低下は、抗うつ薬投与により回復することも報告されています[9,11]。また双極性障害においては、うつ病エピソードにおいても躁病エピソードにおいても血中BDNF濃度が低下していることが知られています[12,13]。さらに、血中BDNF濃度が低下するほど躁病エピソードの程度が重症になることが報告されています[13]。そして、躁病エピソードの患者の血中BDNF濃度がリチウム投与により上昇し、健常者の血中BDNF濃度と有意差が消失することも最近報告されました[14]。したがって、気分障害の病態生理とBDNFは密接に関連していると考えられます。

このBDNFの設計図となるBDNF遺伝子の多型が検討されてきましたが、66番目のvalineがmethionineに置換したVal 66 Metを有する者は健常人でさえもエピソード記憶が低下し、海馬の体積が減少し、N-acetylaspartate活性も低下し、背外側前頭前野の体積も減少しています[15]。不思議なことに、野生型であるVal 66 Valを有する者が双極性障害に多いことが知られています。これは必ずしも世界共通の所見ではなく、日本や中国からの報告はこの関連を否定しています。

さて、1年に4回以上再発を繰り返す患者は病相頻発型気分障害（rapid cycling affective disorder）を有するということで、ラピッドサイクラーと呼ばれますが、ラピッドサイクラーに関してGreenら[16]の研究では、ラピッドサイクラー131名のうちVal 66 Valは101名（77％）、Val 66 Metは29名

(22％)、Met 66 Met は1名（1％）でしたが、対照者2,100名のうち Val 66 Val は1,372名（65％）、Val 66 Met は660名（31％）、Met 66 Met は68名（3％）と多型の分布に有意差がありました。Valの遺伝子頻度はラピッドサイクラーで88％、対照者で81％、Metの遺伝子頻度はラピッドサイクラーで12％、対照者で19％とやはり有意差がありました。つまり正常であるはずのValを66番に有するものが双極性障害に多いことになります。同様の所見は、Müllerら[17]によっても報告されています。すなわち、機能が高いはずのVal 66が双極性障害に有意に多いということですが、Post[15]はこのことに関して、BDNFの前駆物質であるproBDNFがBDNFの機能とは逆に、細胞機能を低下させ細胞死を促す作用を有することを指摘し、悪玉のproBDNFによる作用がVal 66ではむしろ増強されてしまい、これが双極性障害の発症に至る可能性を示唆しています。

D 双極性障害の遺伝

　臨床的な遺伝学では、一般人口における双極性障害の生涯罹患率が0.5～1.5％であるのに比して、双極性障害の患者（発端者）との関係が親子（一親等）であれば5～10％へ上昇し、一卵性双生児であれば40～70％ときわめて高く、遺伝の影響を強く示唆する所見となっています[18]。双極性障害が集積する家系での連鎖研究によると、いくつか注目すべき部位が示唆されていますが、その後の追試で否定されたりして、広く認められたものはありません。他方、双極性障害の病態生理と関連すると推定されるモノアミンの酸化酵素や再取り込みのトランスポーター、BDNFなどの機能性蛋白の遺伝子の多型を標的にした関連研究が数多く行われてきました。興味深い所見、特に統合失調症と共通する Disrupted in Schizophrenia 1（DISC 1）などの遺伝子が双極性障害にも関連しているという報告がありますが、ここでも一致した所見は得られておらず、広く認められたものはありません。

　さて、2001年に約30億塩基のヒトゲノム全体が解析されたことにより、最近の遺伝研究では、すべての遺伝子を対象に網羅的に解析するゲノムワイド関連解析（Genome Wide Association Study：GWAS）が注目され、双極性障害に関しても例外ではありません[18,19]。これは何の仮説も必要とせず、あまねく遺伝子を解析できますので、漏れがないわけです。加藤[20]の総説によると、L型カルシウムチャネルα1Cサブユニットをコードする The α-1C subunit of the L-type voltage-gated calcium channel gene（CACNA1C）との関連を認めた報告と、カルシウムチャネルを含むイオンチャネルと細胞骨格をつなげる役割を果たす細胞膜裏打ち蛋白アンキリンGをコードしているAnkyrin-G gene（ANK3）との関連を認めた報告があり、これらは双極性障害のイオン輸送異常仮説に合致した所見と考えられます。日本人を対象とし

たGWAS研究では、多重検定の補正後に有意なマーカーは存在しませんでしたが、最も関連性の強かったものはイオンチャネルをコードするPottasium large conductance calcium-activated channel subfamily M, beta member 2（KCNMB 2）であり、やはり双極性障害がイオン輸送の異常であるとの仮説を支持しています。しかしながら、加藤は双極性障害のGWAS研究では、

　①もっとも関連を認めた遺伝子が研究間でほとんど一致していない

　②もっとも関連を認めた遺伝子にはこれまで候補遺伝子とされてきたものがほとんどない

　③オッズ比2以上の強い影響を持つ遺伝子が見つかっていない

などから、双極性障害の異種性や多数の遺伝子が関与している可能性、双極性障害は稀な、影響の強い遺伝子変異（multiple rare variants）により発症する可能性などを挙げています。いずれにせよ、双極性障害の病因解明のためにはさらに検討が進められることが期待される分野です。

E 双極性障害の疫学

　双極性障害の疫学に言及する前に、再度この障害の亜型について触れておこうと思います。双極性Ⅰ型障害とⅡ型障害の違いは先に述べましたように、躁病エピソードを生じるか、あるいは躁病エピソードはなく軽躁病エピソードを生じるか（厳密には、さらに時期を違えて大うつ病エピソードを生じることが必要）ですが、その異同に関してはさまざまな議論がなされております。まず、双極Ⅰ型障害の男女比は1:1ですが、双極Ⅱ型障害は女性のほうが多いとされています。経過に関して、双極Ⅰ型障害は双極Ⅱ型障害よりも躁病エピソードや軽躁病エピソードを多く含みますが、逆に双極Ⅱ型障害は双極Ⅰ型障害よりもうつ病エピソードを多く含みます。これらの所見は、双極Ⅰ型障害と双極Ⅱ型障害の違いを示しておりますが、その一方で双極Ⅰ型障害と双極Ⅱ型障害の連続性を示すデータもあります。

　Benezzi[2]によると、
　①双極Ⅰ型障害と双極Ⅱ型障害の発症年齢は似ている
　②躁病エピソードと軽躁病エピソードはともに活動性亢進を示す
　③軽躁病エピソードはしばしば双極Ⅰ型障害の経過中にあらわれる
　④健常者と比較すると、双極Ⅰ型障害の発端者の親戚にはしばしば双極Ⅱ型障害が多くあらわれるし、双極Ⅱ型障害の発端者の親戚にはしばしば双極Ⅰ型障害が多くあらわれる。また、双極Ⅰ型障害やⅡ型障害の発端者の親戚には大うつ病性障害もよくあらわれる
　⑤双極Ⅰ型障害と双極Ⅱ型障害はともに、うつ病エピソードの症状が過食や過眠など非定型である
などと、双極Ⅰ型障害と双極Ⅱ型障害の連続性を示しています。

　このように、双極Ⅰ型障害とⅡ型障害が連続しているのか否かに関しては

議論がありますし、さらにⅡ型以降の軽微双極性障害（先に述べたⅡ1/2、Ⅲ、Ⅲ1/2、Ⅳ、Ⅴ、Ⅵなど）との連続性の問題もあり、双極性障害の有病率を示すには診断分類学上の問題点が未解決という深刻な現状があります。そのような限界をわきまえた上で、現時点までに報告された疫学研究を取り上げます。

　気分障害の有病率に関して、本邦においては、川上ら[21]が2002～2006年の間に6県11区市町村の地域住民から無作為に抽出された4,134名を対象にDSM-Ⅳに従って調査を行いました。その結果、生涯有病率（調査時点までの生涯に診断基準に該当した者の割合）は、双極Ⅰ型障害0.08％（男性0.10％、女性0.06％）、双極Ⅱ型障害0.13％（男性0.11％、女性0.16％）、大うつ病性障害6.16％（男性3.84％、女性8.44％）、気分変調性障害0.72％（男性0.35％、女性1.08％）、いずれかの気分障害6.52％（男性4.09％、女性8.90％）となりました。同様に、12ヵ月有病率（調査時点までの12ヵ月間に診断基準に該当した者の割合）は、双極Ⅰ型障害0.03％（男性0.00％、女性0.06％）、双極Ⅱ型障害0.09％（男性0.07％、女性0.12％）、大うつ病性障害2.13％（男性1.17％、女性3.08％）、気分変調性障害0.32％（男性0.20％、女性0.44％）、いずれかの気分障害2.30％（男性1.24％、女性3.33％）となりました。これらの数値は、欧米における調査結果よりかなり低いものです。本邦における自殺率の高さを考慮すると、さらに自殺の背景にうつ病が少なからず存在することを考慮すると、これらの数値が実態を正しく反映しているのか、実際には有病率はもっと高いのではないかという疑問が残ります。

　欧米における有病率調査に関しても、特定の地域においてDSM-Ⅳなどの診断基準に従って構造化面接を行う場合に、その面接は精神科医ではなく素人が行った（従って正確ではない）という批判がありました。熟練した臨床家が半構造化面接を用いて実態に即した診断をすること、軽躁病エピソードの最短期間を4日間から2日間へ短縮すること、気分の変動を聞くのではなく活動性亢進を中心に聞くこと、などの工夫を行った結果、最近の調査では双極Ⅰ型障害は0～2.4％、双極Ⅱ型障害は0.3～4.8％、気分循環性障害は0.5

～6.3％,そして双極スペクトラムは0.8～13.5％（5％が最尤値）となりました[2]。さらに、外来のうつ病患者の中で双極スペクトラムの患者はおよそ50％という報告もあります[2]。

F 双極性障害の経過

双極性障害の発症は、15〜24歳の間が最も多いとされています。60歳を超えて発症した場合には、なんらかの器質疾患や身体疾患が背後に隠れている可能性を追求すべきです。双極性障害は再発が多く、およそ90％の患者は再発します。経過はさまざまで、10〜15％の患者は一生のうちに10回以上再発すると言われています[8]。1年に4回以上再発を繰り返すラピッドサイクラーは、双極性障害の患者の10〜15％に存在します。ラピッドサイクラーに関連する要因として、女性であること、三環系抗うつ薬の使用、潜在的甲状腺機能低下症などが指摘されています。

双極性障害はKraepelinにより統合失調症と対比されることで、比較的予後の良い疾患として考えられてきましたが、このようなラピッドサイクラーが存在することや、(以下は、双極性障害の患者一般に当てはまることですが) 躁病エピソードや軽躁病エピソードの期間が短くうつ病エピソードの期間がかなり長いこと、認知症への移行や最悪の予後として自殺に至るケースもあることから、最近では必ずしも予後良好ではないと考えられています。以下に、このあたりの事情を説明しようと思います。

1. 米国国立精神衛生研究所（National Institute of Mental Health：NIMH）の長期追跡研究

これらの研究[22, 23]は1978〜1981年にNIMHの長期追跡研究に参加した146名の双極Ⅰ型障害患者と86名の双極Ⅱ型障害患者を最長20年間追跡したものです。

1) 双極Ⅰ型障害の長期予後[22]

双極Ⅰ型障害患者146名に関しては平均12.8年の追跡調査がなされ、調査期間のうち無症状の期間の占める割合は52.7％、うつは31.9％、躁や軽躁は9.3％、混合状態は5.9％でした。つまり、ほぼ半分の期間で何らかの気分障害を伴っており、うつが躁のおよそ3倍を占めることになりました。

2) 双極Ⅱ型障害の長期予後[23]

双極Ⅱ型障害患者86名に関しては平均13.4年の追跡調査がなされ、調査期間のうち無症状の期間の占める割合は46.1％、うつは50.3％、軽躁は1.3％、混合状態は2.3％でした。ここでも、ほぼ半分の期間で何らかの気分障害を伴っており、軽躁の期間は僅かであり、うつが病期の大部分を占めることになりました。

以上のように、双極Ⅰ型およびⅡ型障害の長期経過は、うつの占める割合が大きいことが示されました。最近、このNIMH研究でさらに明らかにされたことは、無症状にまで寛解した群と若干症状を残して寛解した群では、後者が前者の3倍早く再発するということでした[24]。この研究で再発を予測する要因を検索すると、寛解時に残遺症状があることと再発回数が4回以上あることが有意に関連しました。再発回数の多さが再発しやすさを反映しているとすれば、その後の再発を予測することはもっともなことに思えます。しかし、寛解時に若干の残遺症状があることがその後の再発を促進するということは、実はその時点でまだ疾患の活動性が残っているということかもしれません。再発ではなくて再燃の可能性もあるわけです。

2. 双極性障害から認知症への移行

双極性障害の経過の中には認知症の発症もあります。Kessingら[25]は、デンマークのすべての精神病院において1970～1973年にかけて退院した患者

に対し、ICD-8に従って精神疾患を診断した後に、最長24.7年（平均21.6年）経過観察して認知症の発症を調査しました。対象となったのは、3,363名の単極性うつ病性障害患者、528名の双極性障害患者、1,025名の統合失調症患者、8,946名の神経症患者でした。経過観察中に572名の患者が認知症と診断されましたが、このうち448名が経過観察中にはじめて認知症を発症したとみなされました。男性患者においては、双極性障害患者の3.4％が60歳時に認知症と診断され、単極性うつ病性障害患者では2.1％、統合失調症患者では1.4％、神経症患者では0.8％でした。女性患者においては70歳までは認知症の発症率は男性に比べて低かったのですが、70歳を超えると急速に増加しました。また、男性と同様に双極性障害が最も認知症に移行しやすいことが判明しました。すなわち、男性においても女性においても双極性障害に罹患するということは、その後の人生において認知症を合併する危険性を数％の確率で増やすことになるわけです。

さらにKessingとAndersen[26]は、1970～1999年の間にデンマークの精神病院へ入院した患者のうち、18,726名のうつ病患者と4,248名の双極性障害患者を経過観察して、気分エピソードの再発回数と認知症発症との関係を調査しました。年齢や性などで補正すると、うつ病性障害においては単回エピソードの患者と比較して、3回では2.89倍、4回では2.70倍、5回以上では6.16倍に認知症の発症率が高まることが明らかになりました。双極性障害においては単回エピソードの患者と比較して、4回では2.05倍、5回以上では3.19倍に認知症の発症率が高まることが明らかになりました。これらの所見は、うつ病性障害や双極性障害という精神疾患の種類のみならず、再発回数も認知症への移行リスクを高めることを意味していると考えられます。

3. 自殺

どのような精神疾患であれ、最悪の予後は自殺です。双極性障害においても例外ではありません。Baldessariniら[27]は、双極性障害でリチウム療法を

受けていない患者群（リチウム投与群に対する対照群）を扱った研究を集めました。これは、双極性障害の自然経過としての自殺事象を把握するためです。合計651名の患者を平均で5.51年間追跡した結果、219件の自殺関連行動（企図もしくは完遂）が認められました。これは年に6.1％の率であり、一般人口における自殺関連行動率の0.315％（0.0166％が自殺完遂で0.299％が企図）の19倍でした。このような所見は、双極性障害に罹患することで自殺の危険性が有意に増加することを示唆しています。したがって、うつ病のみならず双極性障害においても自殺の危険性があることを念頭に、気分エピソードの再発予防のみならず自殺の予防にあたる必要性があります。

G 双極性障害の入院

　躁病エピソードの患者を外来で診療していますと、「入院」という2文字が自然と頭に浮かんでくることが、うつ病よりもはるかに多いのです。それは診察室での落ち着きのない、まとまりのない、配慮に欠く言動から、そして同伴した家族の憔悴し切った表情から、自宅での生活はとても無理と推測されることが多いからです。初診でお会いした時点ではなんとか外来治療でやっていけそうと考えていても、2、3日後に家族から電話があって、自宅で興奮していると聞き、やはり入院が必要であったかと臍をかむことも何度か経験しました。

　うつ病エピソードと比較しますと、躁病エピソードの増悪速度は明らかに速いように思えます。たとえば、FrancisとGasparo[28]は、躁症状が出現して入院に至るまでの期間を100名の躁病患者を対象に調査しました。その結果、平均で僅か3.2週間でした。他の研究者も概ね3週間〜1ヵ月の間に躁病患者は入院に至るというデータを出しています。発症もしくは再発して3週間〜1ヵ月で入院というのは、うつ病患者の発症もしくは再発後に入院に至る期間と比較すると、かなり短いと考えられます。これはおそらく、躁病患者の有する過剰なエネルギーが本人の社会的機能を破壊し、家族を疲労させる結果、精神科医をして「入院の必要性あり」という判断をさせてしまうのでしょう。

　私は躁病患者の入院判断基準を以下のように考えています。

1）患者側要因
①躁病が中等症から重症であり、特に興奮や攻撃的行動が目立つ
②病識がない、もしくはアドヒアランスが悪い

③規則的に服薬しても薬物に対する反応性が悪い、もしくはラピッドサイクラー化している（難治性躁病）

2) 家族側要因
①家族がいない（患者が単身ということで、患者側要因でもある）
②家族がいても機能していない（患者をケアできない）
③家族が患者をケアしようとしても、患者のエネルギー（若さや男性であるなど）を勘案すると、まもなく破綻するのが容易に予測できる

　患者側要因の①は危険な状態であり、自宅での治療は困難です。②は自宅での治療が出来ない状態です。③は自宅での治療をしても効果が乏しい状態です。家族側要因の①はすぐにわかりますが、②と③は家族から情報をしっかり聴取して判断する必要があります。実際には、以上の患者側要因と家族側要因を総合的に勘案して入院の判断を医師の側が行うことになるでしょう。
　さて精神科医が入院を必要と判断した際に、患者や家族にその旨、説明を行います。患者がその説明を理解し入院に同意すれば、任意入院が成立します。しかし、患者が拒否した場合には、精神保健指定医が医療保護入院の手続きに入ることになります（周知のごとく、本邦では強制入院は主として医療保護入院と措置入院ですが、ここでは医療保護入院の例を挙げます）。たとえば診察場面で、躁病患者に対し入院の必要性を説明して拒否された場合に、保護者の同意が得られれば医療保護入院が成立します。しかし保護者が同意しなかった場合には成立しません。保護者の気持ちとしては、病院に入院させるのが忍びないということもあるでしょうし、後で仕返しされるのを恐れるということもあるでしょう。いずれにせよ、入院させる必要があると判断を下した場合には、あきらめずに本人はもちろん保護者に対しても繰り返し十分な説明をして、同意取得の方向で対応することが重要になります。

H 双極性障害の薬物療法

1. 気分安定薬

　双極性障害の治療薬は、気分安定薬（mood stabilizers）です。気分安定薬は、気分が低い時には正常気分へ持ち上げてくれ、気分が高い時には正常気分へ抑えてくれ、気分が正常の時にはそれを長続きさせてくれる薬物です。一言で言えば、「正常気分に導く薬」と言えるでしょう。抗うつ薬がもっぱら気分を持ち上げる作用に終始するのとは大きな違いです。気分安定薬には、リチウム（リーマス®）、バルプロ酸（デパケン®、セレニカ®）、カルバマゼピン（テグレトール®、テレスミン®）、ラモトリギン（ラミクタール®）などがあります。バルプロ酸やカルバマゼピンはもともと抗てんかん薬として承認され、その後に気分安定薬として認められました。ラモトリギンも抗てんかん薬として承認されましたが、本邦では現時点ではまだ気分安定薬として認められていません。しかし欧米で既に気分安定薬として広く認められていること、本邦での治験も終了したことを考慮すると、近い将来気分安定薬として認められると予想されます。

2. リチウムの投与

　リチウムは原子番号3番の元素であり、アルカリ金属に属します。リチウムは水道水や食物から微量摂取され、健常者における血中リチウム濃度はおよそ0.001 mEq/Lです。この値は他のアルカリ金属の血中濃度、たとえばカリウムが3.5〜5.0 mEq/L、ナトリウムが135〜155 mEq/Lであるのに比べ

て、極端に低い濃度です。リチウムを投与する際に、通常は血中濃度が 0.4〜1.0 mEq/L に入るように投与量を調整しますが、躁病エピソードの患者には 1.0 mEq/L 近くの比較的高い濃度が必要となることが多いのです。したがって、初期投与量は 600〜800 mg/日であっても、最終的には 1,200〜2,000 mg/日に達することもあります。このように、大量のリチウムを投与せざるをえない背景には、躁病患者が高濃度のリチウムにしか反応しないという傾向と、彼らがしばしば過剰な水分摂取を行い、なかなか血中リチウム濃度が上がらないという事情もあります。投与量の調整中は少なくとも毎週 1 回は血中濃度を測定し、リチウム中毒に至らないように注意すべきです。具体的には、血中リチウム濃度が 1.5 mEq/L を超えると粗大な手指振戦や下痢・嘔吐などの中毒症状を呈し始め、さらに濃度が上昇すると意識障害やけいれんが生じ、放っておくと死に至ることがあります。したがって、リチウム濃度がいくら高くても 1.2 mEq/L を超えないように、こまめに濃度を測りながら投与量を調整することが必要です。

　リチウムは水溶性のため、飲水量が多くなると希釈されて血中リチウム濃度は低下し、脱水になると濃縮されて濃度は上昇します。したがって、同じ投与量であっても飲水量が少ないと濃度が高めとなり、逆に飲水量が多いと濃度が低めとなることがあります。また、併用薬でしばしば問題になるのは非ステロイド系消炎鎮痛剤です。たとえば、インドメタシンやロキソプロフェンなどをリチウムと併用すると、腎臓からのリチウム排泄が阻害されて血中リチウム濃度が中毒濃度に達することがあります。徐々にリチウム濃度が上がるためにこのような事態はなかなか気付かれにくく、気付いた時には深刻な中毒症状を呈していることがあります。あわてて血液透析を行っても脳細胞に過剰に取り込まれたリチウムはなかなか排泄されず、小脳失調などの後遺症を残すことがあります。

　他方、リチウムに自殺予防効果があることが最近判明してきた[29]ものの、リチウムを怠薬するとその効果は消失します。その後、何らかのストレスが加わり、余ったリチウムを大量服薬して自殺企図を行う患者も存在します。

したがって、患者本人に対する服薬指導はもちろん家族に対する服薬管理指導を繰り返し行うことが必要となります。このような介入が難しく、既に大量服薬の既往のある患者ではリチウムの投与は困難と考えざるを得ません。万が一、自殺目的で大量服薬した場合には、一過性に高濃度に至ることはあっても、適切な処置さえ行えば、後遺症が残ることは稀です。血中リチウム濃度が2～3 mEq/Lを超えた場合には、血液透析が推奨されます。注意すべきは、大量服薬が判明して救急外来に搬送された時点で、たとえ血中リチウム濃度が低くても安心できないということです。それはリチウムの錠剤は小腸内で塊を作ることがあり、その場合には最初のうちはなかなか溶解せずに血中濃度は低く出ますが、そのうち溶解が進むと血中濃度が急に上昇することがあるからです。私どもの経験でも、自殺企図目的でたくさんのリチウムを服用した患者が救急外来到着時には血中リチウム濃度が0.4 mEq/Lであったものの3時間後には3.0 mEq/Lに達した患者がいました。当然、血液透析を行い無事に退院されましたが、来院時に測定された0.4 mEq/Lで帰宅させずに良かったと胸をなでおろした次第です。したがって大量服薬の際には、1回だけの採血結果に安心せず3～4時間、間を開けて再度リチウム濃度を測定し上昇する気配がないか確認することが必要です。

3. バルプロ酸やカルバマゼピンの投与

先に述べたように、バルプロ酸やカルバマゼピンはもともと抗てんかん薬であり、気分安定化作用を併せ持つことが認められた結果、気分安定薬の仲間入りをしたものです。バルプロ酸の抗てんかん薬としての有効血中濃度は50～100 μg/mLとされていましたが、最近の研究では抗躁効果を発揮するための有効血中濃度は70 μg/mLを超える必要があることが明らかにされました[30]。また、躁病エピソードにバルプロ酸を投与する場合に、最初から高用量を負荷して鎮静作用を発揮させようという方法があります[31]。カルバマゼピンに関しては、抗てんかん薬としての有効血中濃度が5～10 μg/mLと

されてきましたが、抗躁効果を発揮するための有効血中濃度に関して十分な検討は行われておらず、いまだに抗てんかん薬の有効血中濃度を援用しているのが実態です。カルバマゼピンのほうがバルプロ酸よりも鎮静作用が強いという印象がありますが、その分ふらつきや過鎮静なども生じやすいので注意が必要です。ラモトリギンに関しては、いまだ臨床の現場で血中濃度測定はなされておらず、薬疹を予防する意味でも少量から漸増することが必要です。

血中濃度を測定するリチウム、バルプロ酸、カルバマゼピンに関して、これらの薬物の服用時刻を夕食後と就床前に固めるなど、朝食後を避けた服用にすれば、外来での午前中の採血による血中濃度測定がいつでも可能となります。それは、いずれの薬物も最終服薬12～16時間後の濃度が基準になるからです。これらの薬物を朝食後に服用してきた患者の血中濃度を外来で測定しても、高めに出て参考になりませんので注意が必要です。

4. 気分安定薬の副作用

リチウムの副作用としては、しばしば手指振戦が生じ、時に甲状腺機能低下、腎の濃縮力低下とそれに伴う多尿・多飲、稀に徐脈などの副作用があります。さらに、治療濃度と中毒濃度が近接しており、先述したようにリチウム中毒の危険性があります。このため、リチウムを使用するに際し、定期的なリチウム濃度の測定が必要です。リチウムの副作用に対し臨床場面で出来ることは、手指振戦をよく観察し微細なものから粗大なものへの増悪に気をつけること、患者の脈をとり徐脈に気をつけることなど、身体状態をしっかり把握することです。定期的に甲状腺機能や腎機能を測定することも必要です。何らかの異常を認めた場合には、リチウムの減量により回復することがありますし、リチウムを中止して他の薬物に切り替えることで危険を回避できることもあります。

バルプロ酸に関しては、吐き気などの胃腸障害やふらつきはしばしば生じ、

時に肝機能障害、血中アンモニア上昇、稀に血小板や白血球減少、脱毛、胎児の神経管欠損などがあります。カルバマゼピンに関しても、しばしば過鎮静や眠気、ふらつきが生じ、稀に血小板や白血球減少、スティーブンス・ジョンソン症候群のような重篤な皮膚症状などがあります。このような副作用に関して、有用な予測因子はありませんので、身体の状態をよく観察しつつ定期的に薬物血中濃度を測定し、血算（血小板数、白血球数など）や血液生化学検査（肝機能検査や血中アンモニアなど）も行いながら対応していくことになります。

I 気分エピソードの種類に応じた薬物の使い方

1. 躁病エピソード

1) 気分安定薬を用いる場合の留意点

　躁病患者にリチウムを投与しても即効性はなく、2、3週間は効果がはっきりしないために、この期間は抗精神病薬など鎮静作用を有する薬物の併用が必要となることが多いのです。リチウムの効果は抗精神病薬の鎮静効果とは異なり、自然な形で作用します。患者にとっては押さえつけられる感触ではなく、ゆっくりと、しかし確実に落ち着いてくる感じのようです。このような状態にもっていくには、先ほどから述べているように、血中リチウム濃度を頻回に測定し、1.0 mEq/Lをめざして投与量を調整することが必要です。リチウムの効果がはっきりすればそれまで併用していた抗精神病薬は漸減・中止すべきです。

　リチウムに反応しにくい躁病患者も存在します。それは、過去の再発回数が10回を超える患者[32]や、被害妄想など気分に一致しない精神病像を有する患者、混合状態や焦燥感、不快気分の目立つ患者です。逆に、バルプロ酸はこれらの患者に奏効することが多いのです。カルバマゼピンは重篤な皮膚症状を呈することが稀ながらあるために、なかなか使いづらいのですが、リチウムやバルプロ酸よりは鎮静効果が早く強く出るために、興奮した躁病患者には適当かもしれません。

　図13に気分安定薬の使い分けの指標を示しました。classicalityを横軸にとり、recurrenceを縦軸にとっています。classicalityは爽快気分や多幸感を前景とし、誇大妄想など気分に一致した妄想を示し、混合状態や焦燥感が目

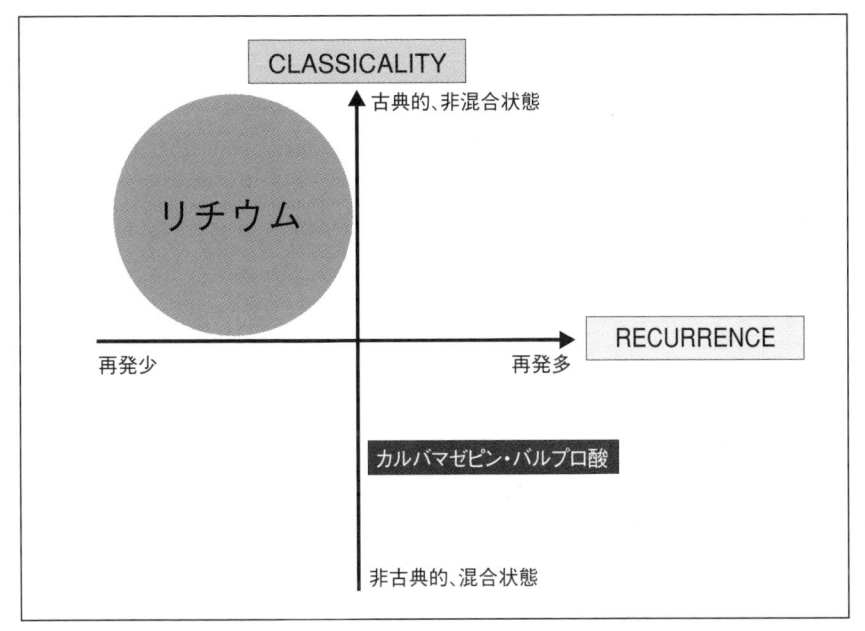

図13 躁病エピソードにおける気分安定薬の使い分け

立たない場合に、高くなります。recurrenceは文字通り再発を繰り返すごとに、高くなります。リチウムはclassicalityが高く、recurrenceの低い躁病に反応しやすく、バルプロ酸やカルバマゼピンはclassicalityが低く、recurrenceの高い躁病に反応しやすい可能性があると考えられます。

2）気分安定薬と第二世代抗精神病薬の併用療法

Scherkら[33]は、リチウム、バルプロ酸、カルバマゼピンなどの気分安定薬では十分な効果が得られなかった躁病患者に、オランザピン、クエチアピン、リスペリドン、ジプラシドン（本邦未発売）などの第二世代抗精神病薬を追加した場合とプラセボを追加した場合を比較した無作為割付・比較対照試験（randomized controlled trials：RCTs）をメタ解析にかけたところ、**表1**に示すようにジプラシドンを除いてオランザピン、クエチアピン、リスペリ

表1 躁病エピソードに対する気分安定薬に第二世代抗精神病薬追加とプラセボ追加の比較

	オランザピン	クエチアピン	リスペリドン	ジプラシドン	全体
改善度	○	○	○	N.S.	○
反応率	○	○	N.S.	N.A.	○
脱落率全体	N.S.	○	○	N.S.	○
副作用による脱落率	×	N.S.	N.S.	N.S.	N.S.
効果不十分による脱落率	○	N.S.	N.S.	N.A.	○
体重増加	×	×	×	N.A.	×
眠気	×	×	N.S.	×	×
錐体外路症状	N.A.	N.A.	N.S.	×	×

メタ解析の結果を単純化して表示した。○はプラセボよりも有意に良く、×はプラセボよりも有意に悪い。N.S.は有意差なし。N.A.はデータなし。(Scherkら[33]を改変)

ドンはいずれもプラセボ追加よりも有意に大きな抗躁効果を発揮しました。第二世代抗精神病薬追加全体としても有意でした。

さらに脱落率に関しては、クエチアピンやリスペリドン追加がプラセボ追加よりも有意に低く、オランザピンやジプラシドン追加はプラセボ追加と有意差がなく、第二世代抗精神病薬追加全体としてはプラセボ追加よりも有意に脱落率が低かったのです。この脱落率にはすべての理由を含んでいたので、これを副作用による脱落率と効果不十分による脱落率に分けると以下のようになりました。

まず、副作用による脱落率では、オランザピン追加がプラセボ追加よりも有意に高くなりました。クエチアピン、リスペリドン、ジプラシドン追加はプラセボ追加と有意差なく、第二世代抗精神病薬追加全体とプラセボ追加を比較しても有意差はありませんでした。効果不十分による脱落率では、先ほどとは逆に、オランザピン追加がプラセボ追加よりも有意に低かったのです。クエチアピンやリスペリドン追加はいずれもプラセボ追加と有意差がありませんでしたが、第二世代抗精神病薬追加全体としてはプラセボ追加よりも有意に脱落率が低かったのです。

体重増加に関しては、オランザピン、クエチアピン、リスペリドン追加のいずれもがプラセボ追加よりも有意に大きく、第二世代抗精神病薬追加全体としてもプラセボ追加より体重増加が有意に大きくなりました。眠気に関しては、オランザピン、クエチアピン、ジプラシドン追加がプラセボ追加よりも有意に眠気をもたらしました。リスペリドン追加とプラセボ追加の間には有意差はありませんでしたが、第二世代抗精神病薬追加全体としてはプラセボ追加より有意に眠気が強かったのです。錐体外路症状に関しては、リスペリドン追加はプラセボ追加と有意差がありませんでしたが、ジプラシドン追加はプラセボ追加よりも有意に多く、第二世代抗精神病薬追加全体としてはプラセボ追加よりも有意に錐体外路症状が生じたのです。

　以上の所見から、気分安定薬のみでは改善しない躁病には、第二世代抗精神病薬の追加に効果が期待できることが示唆されます。第二世代抗精神病薬の追加に際しては、第二世代抗精神病薬を単独で使用する時と同様に、体重増加、眠気などの副作用の増加が加わることに注意が必要でしょう。それにしても、ハロペリドールなどの第一世代抗精神病薬を追加するよりも錐体外路症状などの副作用が軽減されることが期待できます。

3）さらなる治療

　気分安定薬と第二世代抗精神病薬を適切に使用してもなお躁病が改善しない場合には、高用量の甲状腺ホルモン追加療法、クロザピン、オメガ３不飽和脂肪酸、トピラマートやガバペンチンなどの新規抗てんかん薬追加などが選択肢となります[34]。しかしこれらには十分なエビデンスはなく、難治性治療として確立されたものはありません。アロプリノールなどの尿酸を下げる薬を併用することで抗躁効果が増強されたという報告[35]（筆者注：昔から躁病の尿酸仮説があり、一部で支持されている。時に抗躁薬として用いられるゾテピンが尿酸値を下げることも興味深い）もあります。薬物が奏効しない場合には、電気けいれん療法[36]を試みる価値があります。

2. うつ病エピソード

　双極性障害のうつ病エピソードすなわち双極性うつ病の治療において、抗うつ薬を投与したために躁転したり、あるいは抗うつ薬で維持したために経過が不安定となりラピッドサイクラー化したという問題が以前から指摘されています。双極性うつ病では、原則的には気分安定薬のみでうつ病相を乗り越えるべきであり出来るだけ抗うつ薬は使うべきでないという意見が優勢です。Peet[37]によると、双極性うつ病における躁転率は三環系抗うつ薬で11.2％とSSRIsの3.7％やプラセボの4.2％に比べて有意に高いのです。さらにGoldbergとTruman[38]は、双極性うつ病の治療に抗うつ薬を使用した文献をまとめた結果、患者の20～40％に躁転が生じると報告しました。特に、リチウムなどの気分安定薬を併用せず抗うつ薬を単独で使用した時に躁転を生じやすいことが知られています[39,40]。したがって、双極性うつ病に抗うつ薬のみを投与することは論外であり、まずは気分安定薬のみでうつ病相を乗り越えることが出来ないか検討すべきでしょう。

　Leverichら[41]は、158名の双極Ⅰ型障害やⅡ型障害患者を対象に、そのうつ病相にブプロピオン、セルトラリン（SSRIsのひとつ）、ベンラファキシン（SNRIsのひとつ）の3種の抗うつ薬を無作為に気分安定薬に追加して10週間の急性期とそれから1年までの維持期の反応を検討しました。その結果、急性期においては軽躁状態へのスイッチ（7日以上の軽躁状態）が11.4％、躁状態へのスイッチ（躁状態が2日以上持続）が7.9％に生じました。急性期に抗うつ薬に反応した患者から軽躁状態や躁状態へスイッチしたものを除外すると、反応率は32.5％と低かったのです。維持期においては軽躁状態へのスイッチ（7日以上の軽躁状態）が21.8％、躁状態へのスイッチ（躁状態が2日以上持続）が14.9％に生じました。維持期に抗うつ薬に反応した患者から軽躁状態や躁状態へスイッチしたものを除外すると、反応率は23.3％とさらに低かったのです。この研究からは、双極性うつ病において抗うつ薬を気分安定薬へ追加することは、うつ病相そのものも改善しにくいし

躁転の危険性もあり、望ましい治療ではないということになります。また、抗うつ薬の種類としてはベンラファキシン投与中がもっとも躁転が多く、このことはベンラファキシンがセロトニンのみならずノルアドレナリンの再取り込みを阻害する作用も有することから、ノルアドレナリン神経系の躁転への関与を示唆しています。臨床場面でしばしばミアンセリン投与中に躁転を経験しますが、やはりこれもノルアドレナリン神経系の関与が考えられます。最近、ミルタザピンが発売されましたが、この構造もミアンセリンと似ており、ノルアドレナリン神経系も増強することから双極性のうつ病には控えたほうが良いと思われます。

　さて、リチウムにもある程度の抗うつ効果があることが知られており、リチウムをうつ病相に用いることがあります[42]。その抗うつ効果はそれほど大きくはありませんが、少なくとも躁転を起こさないという点で安心して試みることができるでしょう。ただし、躁病の時と同様に1.0 mEq/L近くまで濃度を上げないと充分な抗うつ効果が発揮されない患者が存在することと、比較的長期間投与しないと抗うつ効果があらわれにくいことを念頭に置く必要があります。

　なおAkiskalの提唱する双極Ⅲ型障害に関しては、前述しましたように、その診断の根拠が自然経過における軽躁や躁病エピソードがなく、うつ病エピソードにおいて抗うつ薬を投与中に躁転することですので、最初の躁病相が生じた時点で必ず抗うつ薬を使っていることになります。この時にあわてて抗うつ薬を中止しても軽快することなく、もはや自律性に軽躁状態ないしは躁状態を持続させることが多いのです。このような所見があれば、逆に、その躁転に関して抗うつ薬投与が原因ではなく誘因であったことを示唆する証拠と考えられます。対応として、抗うつ薬を中止すると同時にリチウムなどの気分安定薬を追加することが妥当と考えられます。

1）双極性うつ病の新しい治療薬

　既に抗てんかん薬として発売されているラモトリギンが、双極性うつ病の

急性期治療にも予防にも有効である可能性があります[43]。しかし、それを疑問視する研究[44]も最近報告されており、さらに研究を蓄積する必要があります。もうひとつは、クエチアピンです。300 mg/日も600 mg/日も同程度の抗うつ効果を発揮したというRCTsが同じ研究グループから2つ報告されています[45]。これに関しても他のグループによる追試が必要と考えられます。

3. 再発予防

1）気分安定薬を用いる治療の留意点

　Kleindienstら[46]は、リチウムの予防効果を予測する因子を抽出するために、1966〜2003年までの文献を検索しました。収集された文献の中で、リチウムによる予防療法の観察期間が6ヵ月以上あること、リチウムを予防療法の主剤として使用していること、リチウムの反応性と関連する可能性のある臨床的な因子が調査されていること、双極性障害患者を対象としていること、これらすべてを満たす研究は43存在しました。これらの研究には42の臨床的因子が含まれており、研究の結果をメタ解析にかけることにより検討しました。

　その結果、リチウムの良好な予防効果を予測する因子は、
①躁病エピソード（Mania）からすぐにうつ病エピソード（Depression）へ移り、さらに間欠期（Interval：正常気分の期間）へ落ち着くというM-D-Iパターンをとること
②双極性障害の発症年齢が高いこと
の2つでした。

　逆に、リチウムの不良な予防効果を予測する因子は、
③双極性障害による入院回数が多いこと
④うつ病エピソードからすぐに躁病エピソードへ移り、さらに間欠期に落ち着くというD-M-Iパターンをとること

⑤間欠期なく気分エピソードを繰り返すContinuous Cycling（CC）パターンをとること

の3つでした。

これらを図14に示すと、classicality、recurrence、patternの3つの軸から構成される空間に表現できます。先ほど説明したように、classicalityは爽快気分や多幸感を前景とし、誇大妄想など気分に一致した妄想を示し、混合状態や焦燥感が目立たない場合に、高くなります。recurrenceは文字通り再発を繰り返すごとに、高くなります。さらに、patternは躁病エピソード（Mania）からすぐにうつエピソード（Depression）へ移り、さらに間欠期（Interval）へ落ち着くというM-D-Iパターンをとることです。リチウムはclassicalityが高く、recurrenceの低い躁病に反応しやすく、さらにM-D-Iパターンを取る躁病に予防効果を発揮しやすいと考えられます。

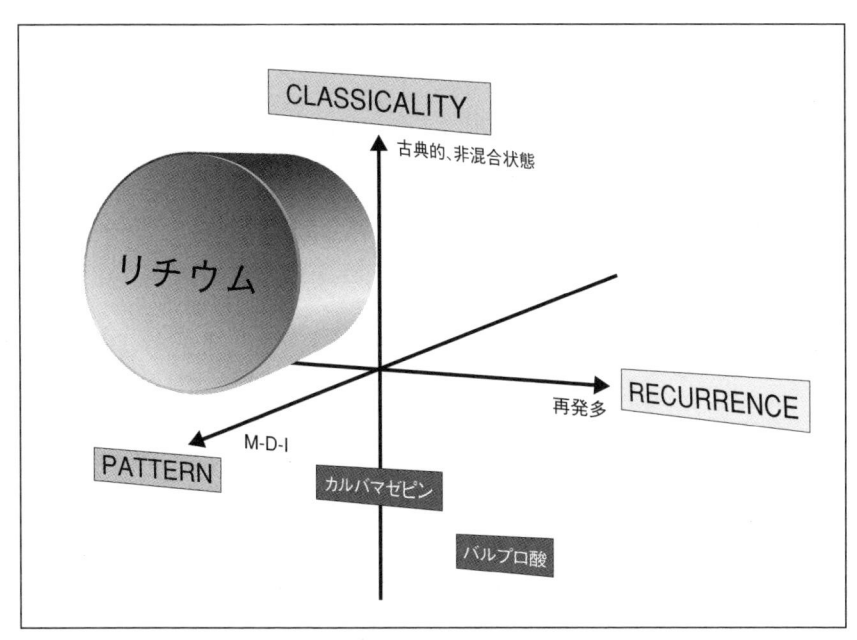

図14 再発予防における気分安定薬の使い分け

さて、リチウムの予防効果が発揮されずに再発を繰り返す患者に遭遇した場合には、まずは怠薬を疑って血中濃度を測定することが必要でしょう。しかし、きちんと血中濃度が保たれてもなお再発を繰り返す場合には、上記の③～⑤の要因がないかどうかを確認した上で該当するようであれば、バルプロ酸などへ切り替えることも有用です。

2) 気分安定薬と第二世代抗精神病薬

Smithら[47]は、双極性障害の維持期における薬物の効果を検討した14のRCTsをメタ解析にかけました。まず、効果も副作用も含めていかなる理由であっても脱落した率をプラセボ投与群と比較すると、表2に示すようにリチウム、バルプロ酸、ラモトリギン、オランザピンのいずれもプラセボよりも有意に脱落率は低くなりました。次に、予防効果に関していかなる種類であっても気分エピソードの再発により脱落した率をプラセボ投与群と比較すると、リチウム、バルプロ酸、ラモトリギン、オランザピンのいずれもプラセボよりも有意に脱落率は低くなりました。さらに、予防効果に関して躁病エピソードの再発により脱落した率をプラセボ投与群と比較すると、リチウムとオランザピンはプラセボよりも有意に脱落率は低かったのですが、バルプロ酸やラモトリギンではプラセボとの有意差を認めませんでした。予防効

表2 維持期における気分安定薬と第二世代抗精神病薬とプラセボの比較

	リチウム	バルプロ酸	ラモトリギン	オランザピン
脱落率全体	○	○	○	○
再発による脱落率	○	○	○	○
躁病再発による脱落率	○	N.S.	N.S.	○
うつ病再発による脱落率	N.S.	○	○	N.S.
副作用による脱落率	×	×	N.S.	×

メタ解析の結果を単純化して表示した。○はプラセボよりも有意に良く、×はプラセボよりも有意に悪い。N.S.は有意差なし。(Smithら[47]を改変)

果に関してうつ病エピソードの再発により脱落した率をプラセボ投与群と比較すると、リチウムやオランザピンはプラセボとの有意差を認めませんでしたが、バルプロ酸やラモトリギンはプラセボに勝っていました。また、副作用により脱落した率をプラセボ投与群と比較すると、リチウムやバルプロ酸、オランザピンはプラセボよりも有意に副作用による脱落が多く、唯一ラモトリギンのみが有意差を認めませんでした。

　今まではプラセボを比較対照とした時の解析結果でしたが、今度はリチウムを比較対照とした時の結果を示します。まず、効果も副作用も含めていかなる理由であっても脱落した率をリチウム投与群と比較すると、**表3**に示すようにバルプロ酸やオランザピンはリチウムより有意に脱落率は低く、ラモトリギンやカルバマゼピンは有意差を認めませんでした。次に、予防効果に関していかなる種類であっても気分エピソードの再発により脱落した率を比較すると、バルプロ酸、ラモトリギン、オランザピン、カルバマゼピンのいずれもリチウムとの間に有意差を認めませんでした。さらに、予防効果に関して躁病エピソードの再発により脱落した率を比較すると、リチウムよりもラモトリギンのほうが脱落率は有意に高く、オランザピンのほうが有意に低く、バルプロ酸とは有意差がありませんでした。予防効果に関してうつ病エピソードの再発により脱落した率を比較すると、バルプロ酸、ラモトリギン、

表3　維持期における気分安定薬と第二世代抗精神病薬とリチウムの比較

	バルプロ酸	ラモトリギン	オランザピン	カルバマゼピン
脱落率全体	○	N.S.	○	N.S.
再発による脱落率	N.S.	N.S.	N.S.	N.S.
躁病再発による脱落率	N.S.	×	○	N.A.
うつ病再発による脱落率	N.S.	N.S.	N.S.	N.S.
副作用による脱落率	○	○	N.S.	N.S.

メタ解析の結果を単純化して表示した。○はリチウムよりも有意に良く、×はリチウムよりも有意に悪い。N.S.は有意差なし。N.A.はデータなし。(Smithら[47]を改変)

オランザピン、カルバマゼピンのいずれもリチウムとの有意差を認めませんでした。また、副作用により脱落した率を比較すると、バルプロ酸とラモトリギンがリチウムよりも有意に副作用による脱落が少なく、カルバマゼピンやオランザピンとは有意差がありませんでした。

以上の所見から、気分安定薬もオランザピンも再発予防に有用であることが確認されました。オランザピンが躁病エピソードの再発予防に有効であることから、躁病エピソードを頻発する双極性障害にオランザピンを用いるなど、個々の薬物の予防効果の特徴に合わせた予防療法を行うことで難治性再発が改善される可能性はあるでしょう。

3) ラピッドサイクラーの治療

周知のごとく、1年に4回以上再発を繰り返す双極性障害患者はラピッドサイクラーと呼ばれ難治性再発の代表です。Systematic Treatment Enhancement Program for Bipolar Disorder（STEP-BD）[48]では第一に再発促進性のある薬物をラピッドサイクラーの患者が服用していないかどうか検討します。それは、抗うつ薬、精神刺激薬、カフェイン、交感神経刺激薬、ステロイドなどであり、これらの薬物を服用している場合にはできるだけ減量もしくは中止することが求められます。抗うつ薬の場合には、中断ではなく1ヵ月に20～30％の割合で漸減することが推奨されます。このような方法で改善しない場合には、第二に、維持療法期における気分安定化作用が既に証明されている薬物を加え至適用量へ合わせることが求められます。それは、リチウム、ラモトリギン、オランザピン、アリピプラゾール、バルプロ酸などです。これらの薬物のいずれかをおよそ4ヵ月投与しても改善しないようであれば、次の薬物を併用することになります。併用のスタイルは、標準的な気分安定薬を2剤併用する（たとえば、リチウムとバルプロ酸の併用）か、もしくは第二世代抗精神病薬を気分安定薬に併用（たとえば、リチウムとアリピプラゾールの併用）となることが多いのです。このような処方でさらにおよそ4ヵ月経過を観察します。これでも改善しない場合には、第三に、

より実験的な方法を用いることになります。それは、オメガ3不飽和脂肪酸（EPAやDHA）、高用量レボサイロキシン、トピラマート、ガバペンチン、メラトニン、光線療法、電気けいれん療法などです。以上の3段階の方法で、STEP-BDにおいてはエントリー時に32％存在したラピッドサイクラーが1年後には僅か4％に減少したというので試してみる価値はあるでしょう。

J 双極性障害の治療アルゴリズム

　Canadian Network for Mood and Anxiety Treatments（CANMAT）[49]のガイドラインでは、急性躁病に関しては図15に示すように、リチウム、バルプロ酸、非定型（第二世代）抗精神病薬の投与もしくはこれらの併用を勧めています。双極I型障害のうつ病エピソードに対しては図16に示すように、ラモトリギン、リチウム、クエチアピン、オランザピン＋SSRI、リチウムまたはバルプロ酸＋SSRI、リチウム＋バルプロ酸を勧めています。

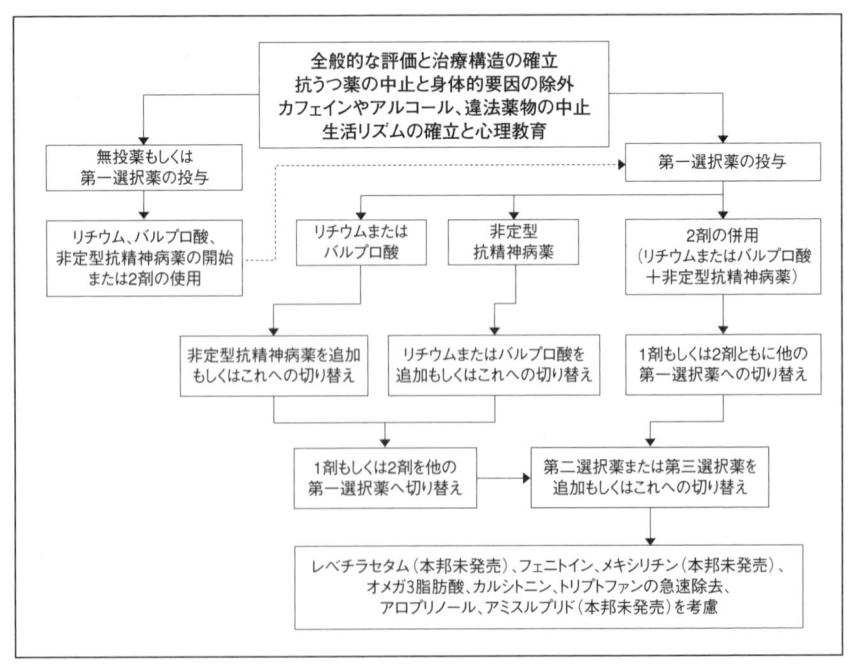

図15　急性躁病の治療アルゴリズム
　（Canadian Network for Mood and Anxiety Treatments（CANMAT）[49]のガイドラインを改変）

図16 双極Ⅰ型障害のうつ病エピソードに対する治療アルゴリズム
(Canadian Network for Mood and Anxiety Treatments (CANMAT)[49] のガイドラインを改変)

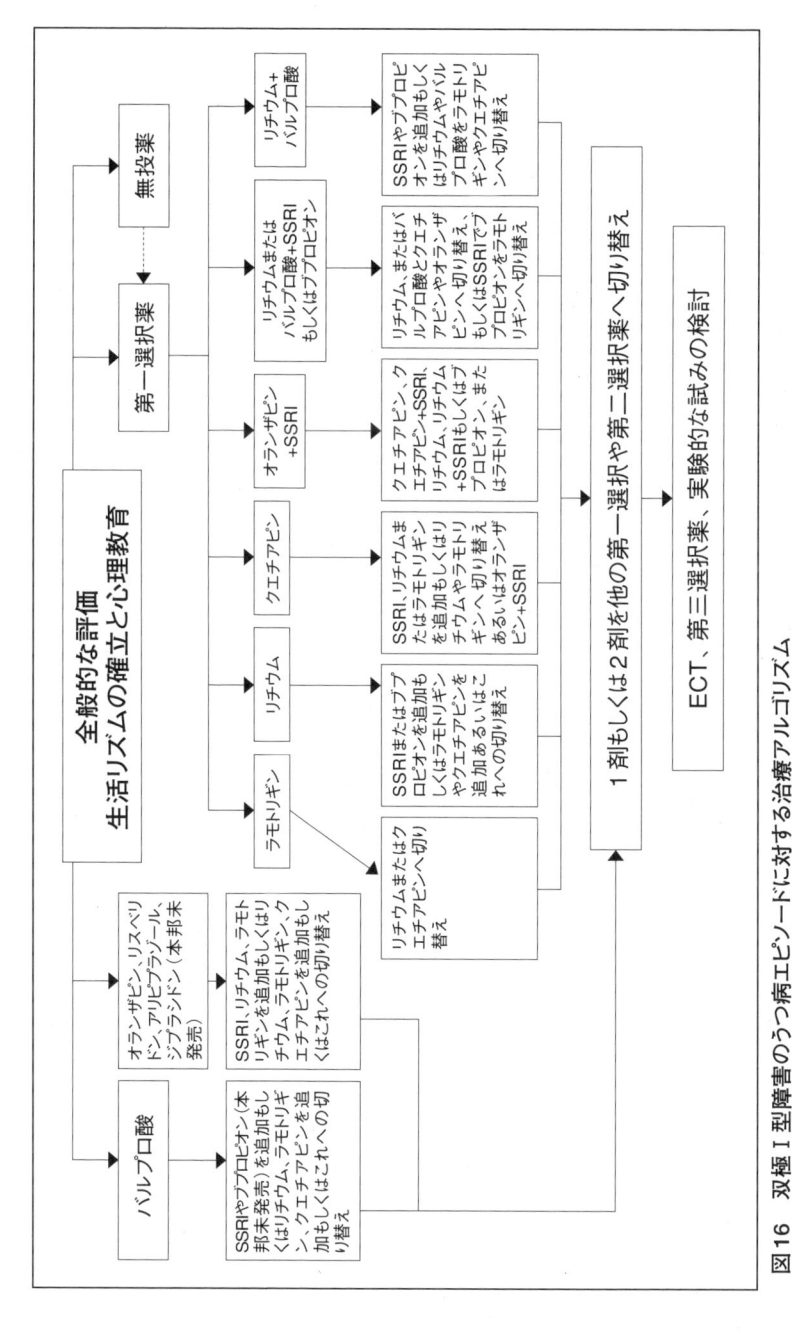

なお、先ほど述べた気分安定薬への反応性の予測因子から私どもが考えた難治性躁病への対応を**図17**に示し、難治性再発に関しては**図18**に示しました。

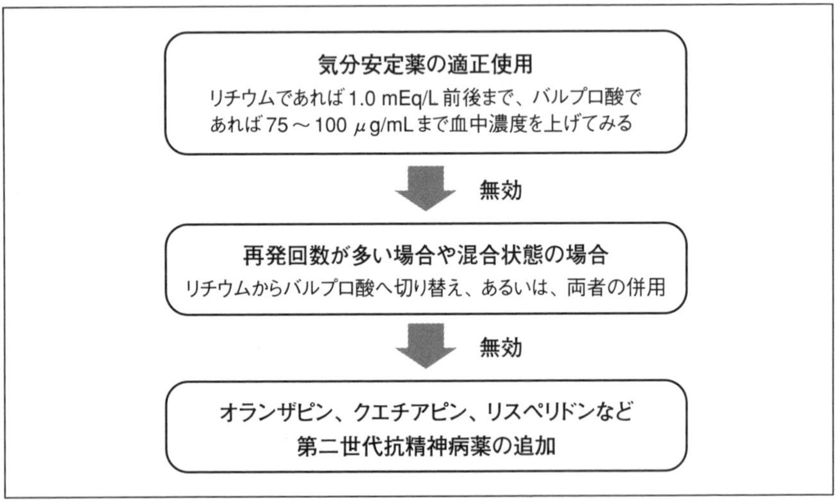

```
┌─────────────────────────────────────────┐
│          気分安定薬の適正使用              │
│  リチウムであれば1.0 mEq/L前後まで、       │
│  バルプロ酸であれば75〜100 μg/mLまで      │
│  血中濃度を上げてみる                     │
└─────────────────────────────────────────┘
                    ↓ 無効
┌─────────────────────────────────────────┐
│     再発回数が多い場合や混合状態の場合      │
│  リチウムからバルプロ酸へ切り替え、        │
│  あるいは、両者の併用                     │
└─────────────────────────────────────────┘
                    ↓ 無効
┌─────────────────────────────────────────┐
│  オランザピン、クエチアピン、リスペリドンなど │
│  第二世代抗精神病薬の追加                  │
└─────────────────────────────────────────┘
```

図17 難治性双極性障害に対する治療アルゴリズム（案）難治性躁病

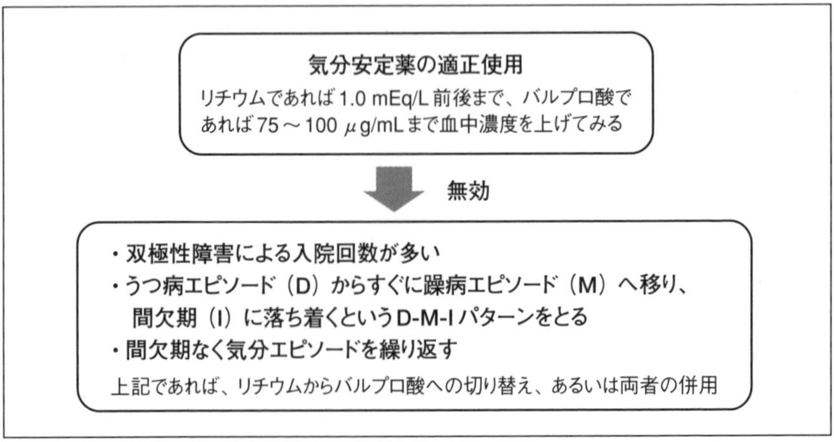

```
┌─────────────────────────────────────────┐
│          気分安定薬の適正使用              │
│  リチウムであれば1.0 mEq/L前後まで、       │
│  バルプロ酸であれば75〜100 μg/mLまで      │
│  血中濃度を上げてみる                     │
└─────────────────────────────────────────┘
                    ↓ 無効
┌─────────────────────────────────────────┐
│ ・双極性障害による入院回数が多い            │
│ ・うつ病エピソード（D）からすぐに躁病       │
│   エピソード（M）へ移り、間欠期（I）に     │
│   落ち着くというD-M-Iパターンをとる        │
│ ・間欠期なく気分エピソードを繰り返す        │
│  上記であれば、リチウムからバルプロ酸への   │
│  切り替え、あるいは両者の併用              │
└─────────────────────────────────────────┘
```

図18 難治性双極性障害に対する治療アルゴリズム（案）難治性再発

K 双極スペクトラムの治療

双極Ⅰ型障害を除く双極スペクトラムの治療に関して、エビデンスは不足しているものの原則として気分安定薬が必要になると考えられます[51]。しかしながら、先に述べた双極Ⅱ1/2型と双極Ⅳ型障害が従来診断ではうつ病とみなされてしまい、もっぱら抗うつ薬中心の治療になると考えられ注意が必要です。これらの概念の理解には具体的に症例とその治療経過を記載することが、理解の促進に役立つと考えられることから、以下に匿名性を保ちながら自験例を提示します。

症例1

50代の男性で、発揚気質です。大学卒業後、某証券会社の営業職となり、転勤を繰り返しました。その間、結婚し1児をもうけました。その後、(本人が語るところでは)会社の将来性を憂慮し、40代前半で転職し、3年目に所長へ昇格しました。2年前から、食欲低下、不眠、全身倦怠感が生じ、Aクリニックを受診。うつ病の診断のもとに、パロキセチン 10 mg/日などが開始されました。1ヵ月休職した後に改善し復職しました。半年後、全身倦怠感や不眠が再燃。再度休職し、パロキセチンを30 mgまで増量されましたが、便秘が増強したため20 mgへ減量されました。ところがまもなく自殺念慮が生じ、ベランダから飛び降りようとしたため、B精神病院へ入院しました。しかし、病院の雰囲気が気に入らないということでまもなく退院しました。その後、Cクリニックを受診し、パロキセチン 20 mg/日、ブロマゼパム 10 mg/日、ブロチゾラム 0.25 mg/日で維持されるも、不安感、緊張感、全身倦怠感が軽快せず、たまに焦燥感が強くなりました。食欲もばらつき、集中力も低下しました。家でじっとしておられず、イライラして子供をどな

りつけることもありました。このような状態で当科を受診したものです。

　状態像としては焦燥型うつ病あるいは混合状態に近いものがありましたが、気質を考慮して双極スペクトラム（Akiskalの双極Ⅳ型障害：発揚気質者のうつ病）を疑い、リチウムを 400 mg/日から開始しました。既に投与中のパロキセチン 20 mg/日、ブロマゼパム 10 mg/日、ブロチゾラム 0.25 mg/日、トラゾドン 50 mg/日はそのまま継続しました。初診から1週間後、穏やかな表情で「良く眠れています」と語りました。その後、リチウムを主剤とし、併用薬は漸減・中止しました。初診から2ヵ月後、安定した状態が続いているため、職場の上司と患者をまじえて復職について話し合い、1ヵ月後から部分的に復職し、現在は営業職に完全復帰しています。薬物は、リチウム単剤で維持しています。今のところ復職して1年が経過し順調ですが、頑張りすぎないように、やる気に対して適度にブレーキをかけるように、繰り返し説明しています。

（小括）

　この症例は、発揚気質者に生じたうつ病（Akiskalの双極Ⅳ型障害）でした。パロキセチンのみでは寛解せず、リチウムへの切り替えが必要でした。双極スペクトラムとしての位置づけが有用であった症例です。

症例2

　40代の男性で、循環気質です。高校卒業後、アメリカへ語学研修をした後、いくつかのアルバイトを経て、30歳からバスの運転手をしています。20代半ばに、胸骨中央付近に殴られたような胸痛が時々生じ、1時間余りも続くことがありました。内科を転々とするもいずれも異常なしと説明されました。昨年4月、やはり胸痛が生じたために、冠動脈カテーテル検査を行ったところ、冠攣縮性狭心症と診断され、投薬が開始されました。会社から心疾患があれば長距離バスには乗れないということで、路線バスへ変更を指示されました。胸痛は相変わらずで、焦燥感、集中力・注意力の低下が出現したため、A精神科を受診したところ、パニック障害と診断されました。A精

神科では、フルボキサミンやアルプラゾラムが処方されました。しかし、症状は改善せず、以前何ともないと思っていたことでもカチンと来て怒りを抑えるのに苦労するようになりました。バスの運行に関しても、時刻や乗客に対して神経質になり、焦燥感が増強するようになりました。そのうち帰宅途中に、もしも家族がいなかったら、睡眠薬を飲んでガスの元栓を開けて楽になりたいと考えるようになったため、これではいけないと妻と一緒に当科を受診したものです。

当科初診時、自責感、不眠、集中力低下、不安感、焦燥感などを認めました。フルボキサミン投与により、むしろ賦活症候群（activation syndrome）が生じた印象を受けました。もともと循環気質であることを考慮すると双極スペクトラム（Akiskalの双極Ⅱ1/2型障害：循環気質者のうつ病）が考えられました。フルボキサミンに関しては、次第に自己調節して今は1日1、2錠しか飲んでいないとのことでしたので中断しても離脱症状発生の危険性は低いと判断して中止し、バルプロ酸400 mg/日（36.2 μg/mL）を開始しました。そして、診断書を書いてしばらく休職していただくことにしました。その結果、徐々に焦燥感や不安は軽快し、初診から1ヵ月後には自家用車も運転でき、ほぼ病前の状態まで回復しました。胸痛もほとんど生じていません。初診から1ヵ月半後に職場復帰しました。適度に緊張してハンドルを握っているといいます。妻は、仕事を始めてもカッカせずに、にこやかにしていますと語りました。

(小括)

この症例は、循環気質者に生じたうつ病（Akiskalの双極Ⅱ1/2型障害）で、狭心症による胸痛発作に加え、心因性の胸痛も加わっていた可能性があります。フルボキサミンでさらに悪化したため、フルボキサミンの中止とバルプロ酸の開始が有効でした。症例1と同様に、双極スペクトラムとしての位置づけが有用であった症例です。

以上、自験例2例を紹介しました。いずれも従来診断ではうつ病とされてしまいますが、Akiskalの考え方に従うと双極Ⅱ 1/2型もしくは双極Ⅳ型障害と診断され、双極スペクトラムに属するということになります。そのような視点が持てれば、抗うつ薬単独治療から気分安定薬の併用もしくは切り替えの方向へ処方が変更でき、実際にこれらの症例では奏効しています。

　双極スペクトラムにおけるリチウムの効果に関して、Hollanderら[52]は、病的賭博と双極スペクトラムを合併する40例の患者を、無作為にリチウム投与群18名とプラセボ投与群22名に割りつけ、二重盲検下で10週間経過を追いました。血中リチウム濃度は平均0.87 mEq/Lでした。その結果、病的賭博に関する評価点はリチウムのほうが有意にプラセボよりも改善しましたが、気分に関しても同様にリチウムが有意に改善しました。これらの所見は、リチウムが双極スペクトラムに対しても気分安定化作用を発揮することを示唆しています。

　双極スペクトラムの薬物療法に関する最近の考え方として、Katzowら[53]は抗うつ薬による治療から気分安定薬による治療へ重点を移行することでしばしば利益が得られると述べています。特にこのような患者に対する抗うつ薬の役割は「気分不安定薬」であり、気分安定薬の治療効果に拮抗すると強調しています。双極スペクトラムに抗うつ薬を使うのは、多くの気分安定薬に反応しない場合か、顕著な自殺念慮があるなど抑うつ症状のコントロールが猶予できない場合に限るべきと指摘しています。不安や焦燥感の強い患者に対しての第二世代抗精神病薬の投与や、リチウム、バルプロ酸、カルバマゼピンなどの気分安定薬に不耐性の患者に対しての新しい気分安定薬投与も推奨しています[53]。

　Akiskal[54]は、過剰な気分循環性に対する適切な薬物療法として、低用量のリチウムと低用量のバルプロ酸を挙げています。Akiskal[54]によると、低用量とはリチウムでは600〜800 mg/日、バルプロ酸では500〜750 mg/日とのことですが、体格の小さい日本人ではもっと少ない量かもしれません。いずれにせよ、これらを単独で使用するか、効果が不十分であれば併用する

ことになるでしょう。しかしながら、患者にとってはリチウムにより気持ちがコントロールされすぎるということで、嫌がられることもあります。気分循環性がもたらす社会的なエネルギーあるいは創造的なエネルギーがリチウムで気分を安定させることで損なわれてしまう程度と、気分の不安定さをリチウムで安定させることで得られる利益を勘案して、リチウム投与が決定されるべきでしょう。Akiskal[54]は、気分が不安定な時に社会的な危機やスキャンダルに巻き込まれそうになるのを防ぐために、少量の第二世代抗精神病薬（たとえば、リスペリドン 1 mg/日もしくはオランザピン 2.5 mg/日）が役立つかもしれないと指摘しています。

以上をまとめると、双極スペクトラムに対する薬物療法として重要なことは、安易に抗うつ薬を使用しないこと、気分安定薬を適切に使用すること、この2点でしょう。

L 認知症や自殺に対するリチウムの予防効果

　先に述べたように、双極性障害の長期予後として認知症や自殺の危険性があります。ここでは、双極性障害の治療薬として広く認められているリチウムに実は認知症や自殺の予防効果も含まれている可能性を紹介します。リチウムの認知症予防効果が注目されるようになった経緯は、Phielら[55]がNature誌に掲載した論文にあります。そこで報告されたのは、Glycogen Synthase Kinase-3α（GSK-3α）をリチウムが阻害してamyloid precursor proteinの切り出しを抑制することで、アルツハイマー型認知症の重要な所見である老人斑の生成を抑えることが動物実験で確認されたということでした。タウ蛋白を異常リン酸化して神経原線維変化へ導くGSK-3βもリチウムが抑えるという報告もあり、この2つが真実であれば、リチウムがアルツハイマー型認知症の予防薬として効果を発揮する可能性が出てきます。ただし、リチウムの認知症予防効果に関して大規模な前方視的研究を行う必要があるでしょう。

　自殺に対するリチウムの予防効果に関しては、既にいくつかのメタ解析により確かめられています[29]。先ほど引用したBaldessariniら[27]の研究では、双極性障害でリチウム療法を受けていない患者群（リチウム投与群に対する対照群）では自殺関連行動（企図もしくは完遂）が年に6.1％の率でしたが、リチウム投与群では0.295％であり、21分の1の減少率となりました。しかもこの値は、一般人口の0.315％（0.0166％が自殺完遂で0.299％が企図）と同等の値です。また、双極Ⅰ型障害でリチウム療法を受けていない患者では自殺関連行動が年に2.73％の患者に生じ、双極Ⅱ型障害でリチウム療法を受けていない患者では1.70％でしたが、双極Ⅰ型障害でリチウム投与群では0.90％、双極Ⅱ型障害でリチウム投与群では0.30％と低かったのです。

これらの所見から、リチウムに自殺予防効果があることは間違いないようです。リチウムの気分エピソード予防効果が発揮されない患者に対してもこの自殺予防効果が発揮されることから、両者は別の機序という意見もあります。私どもが最近大分県で行った研究では、18市町村の水道水中のリチウム濃度と自殺率の関連を検討しておりますが、有意な負の相関が認められ[56]、たとえ微量なリチウムでも抗自殺効果を発揮する可能性が示唆されます[57]。

　さて、治療薬としてのリチウムの服用がおろそかになると、気分エピソード予防作用も自殺予防作用も減弱し、なんらかのストレスが加わった際に、あるいは攻撃性や衝動性が高まった際に飲み残したリチウムを大量服薬して自殺をはかるという構図が考えられます。このようなことを予防するためにも患者自身や家族に対して心理教育や服薬指導、服薬管理を徹底して行う必要があります。

M 双極性障害の非薬物療法（対人関係・社会リズム療法）と生活指導

　以前から、双極性障害の患者に睡眠・覚醒リズムの異常があることが指摘されていました。GoodwinとJamisonは遺伝的要因を重視しながらも、「睡眠・覚醒リズムを含む日常生活のリズムの破たんが双極性障害の経過に影響を与える」という双極性障害のInstability Hypothesis（不安定仮説）を提唱しています[58]。ほぼ同様の内容で、別の研究者によりSocial Zeitgeber Theory of Mood Disordersという仮説も提唱されています[59]。たとえば、大事な人との別れがあったとします。この日から夜が眠れなくなり、次第に落ち込んでうつ病エピソードを生じたとします。従来の考え方では、「大事な人との別れ」という体験の内容に注目して、このようなつらいことがあったからうつ病エピソードの発現に結びついたと考えます。不安定仮説では、体験の内容よりもその体験によって就寝時刻が遅くなったり、睡眠時間が短くなったり、あるいは起床時刻が早くなったり、すなわち睡眠・覚醒リズムの乱れが生じることこそがうつ病エピソードの発現に結びついたと考えるわけです。この仮説が正しければ、常日頃から何があろうと寝る時刻や起きる時刻を一定の時刻に保つ努力をしていれば、うつ病エピソードや躁病エピソードが再発する危険性が減ることになります。実際に双極性障害の患者で治療に抵抗性もしくは病状が遷延する方には、昼まで寝て深夜すぎまで寝ない方が多いのです。

　このようなことから、生活リズムの確立を重視する治療が考案されました。さらに、対人関係も軽視できないので、それらを合わせて対人関係・社会リズム療法（Interpersonal and Social Rhythm Therepy：IPSRT）が考案され、薬物療法と併用することで双極性障害の治療に貢献しています。この療法は2つの治療から構成されています[58]。ひとつは、対人関係療法

(Interpersonal Psychotrapy: IPT）であり、KlermanやWeissmanらによりうつ病の精神療法のひとつとして1970年代に開発されたものです。対人関係療法は、患者の現在の対人関係と抑うつ症状の関係に焦点をあてた「今ここで（here and now）」の治療であり、幼児期の体験に遡ることはありません。もしも、IPTによって対人関係における葛藤が軽減されるならば睡眠・覚醒リズムも改善され、生活リズムがより安定し、ひいては双極性障害の再発が予防できると期待されるわけです。したがって、IPTを双極性障害の患者に対しても適用しようとします。もうひとつは、Social Rhythm Therapy（SRT）です。これは先述したように、睡眠・覚醒リズムや生活リズムの乱れを自覚ないし指摘してそれを矯正しようとするものです。リズムの乱れを自覚させる方法は、患者に3，4週間の期間Social Rhythm Metric（SRM）をつけてもらうことになります。これは毎日の活動記録表のようなもので、起床時刻、最初に他人と会った時刻、食事の時刻、就寝時刻などを記入するようになっています。記入された表を利用して、まずは短期目標（たとえば、朝は7時に起きることを1週間続けること）を達成し、次に中期目標（たとえば、規則正しい睡眠・覚醒リズムを1ヵ月維持すること）をクリアし、最後に長期目標（たとえば、仕事に就くこと）へたどりつくようにします。

　IPSRTをSRMなどを利用しつつきちんとした形で行うことが出来れば、それ自体の効果の他に、服薬時刻もSRMに入れ込むことで、怠薬も減らせると考えられます。いろんな意味で、再発予防に望ましい状況が出来るわけです。SRMなど活動記録表を使用する形で指導を行うことが難しい状況であっても、患者に対して繰り返し口頭で、朝は一定の時刻にきちんと起きて、夜も一定の時刻にきちんと寝ること、昼間は出来るだけ運動をして、太陽光を浴び、食生活にも気をつけて青魚をしっかり摂ることなど、生活指導をきちんと行うことは双極性障害の予防に一役買うと私は考えております。この方面に関して、「生活習慣とメンタルヘルス」[60]という拙著をまとめておりますので興味のある方は是非ご一読ください。

第Ⅱ部
気分安定薬の作用機序

第Ⅱ部執筆にあたって

　第Ⅰ部　双極性障害の診断・治療の項目H～Mでは、精神科医の寺尾が、治療薬について、その種類と副作用、躁病エピソードとうつ病エピソードに応じた薬物の使い方、双極スペクトラムの薬物治療とその経過の自験症例、リチウムの認知症や自殺に対する予防効果を述べました。これらの知見は、臨床医学と基礎医学の共同作業で得られた成果です。これから先の項目は、薬理学者の和田が担当します。和田は、大阪大学において内科医として7年間の臨床経験があり、臨床医の先生方が薬物に対して興味を抱いてくださることを期待して、教科書では取り上げられない薬の側面の楽しさも最初にご紹介します。

N 治療薬の歴史は、「セレンディピティ」の連続です

「セレンディピティ (serendipity)」とは、意図することなく、思いがけないものを、偶然に発見し、その新たな意義を深い洞察力で見抜くことです。治療薬の歴史を振り返りますと、「セレンディピティ」の連続です。消毒薬スルフォナマイドから、血糖降下薬スルフォニルウレアや利尿薬サイアザイドが開発されたのも、「セレンディピティ」です。第二次世界大戦中、ナチス・ドイツが、パリ市民を攻撃しました。スルフォナマイドにより消毒の手当を受けた負傷者が、"accidental hypoglycemia"をおこし、偶然、血糖降下作用が発見されました。リチウム、クロールプロマジン、イミプラミン、バルプロ酸も、「セレンディピティ」の産物です。

ほとんどの治療薬は、臨床応用された後、その作用機序が基礎研究により明らかにされてきました（**表4**）。重要なことは、薬の作用点・作用機序の解析から、その疾患の病態が解明され、さらに、その病態を標的とする新たな治療薬・創薬に繋がることです。したがって、病態解明が治療に先行している点で、パーキンソン病のL-ドーパ療法は、ユニークです（**表4**）。

1. インド蛇木レセルピンと三環系抗うつ薬イミプラミン

古代インドの伝承医学アーユルベーダ（アーユルは長寿、ベーダは知識という意味）は、紀元前5000年頃生まれ、紀元前500年頃体系化された医学、哲学、心理学などを含む生命科学です。その伝承医学では、精神錯乱（アーユルベーダで、「月の病」といわれる）の治療にインド蛇木の根を用いたと記されています。1952年、インド蛇木の根から抽出されたレセルピンが、鎮静作用や血圧低下作用を示すことが報告されました。レセルピンは、高血

表4　中枢神経作用薬：臨床応用ののち基礎研究

薬物	臨床応用	基礎研究
リチウム	1949年 躁病（Cade） 1970年 治療薬各国承認	1971年 Inositol monophosphatase 阻害 1996年 Glycogen synthase kinase-3α/3β阻害
クロールプロマジン	1952年 統合失調症	1963年 ドーパミン受容体遮断 （Carlsson, 2000年ノーベル医学生理学賞）
イミプラミン	1958年 うつ病	1970年 セロトニン取込阻害
ベンゾジアゼピン	1960年 不安障害	1987年 GABA_A受容体刺激
カルバマゼピン	1961年 てんかん	1986年 Na$^+$チャネル阻害
L-ドーパ	1969年 パーキンソン病	1959年 黒質ドーパミン含量低下（佐野　勇）

圧治療薬として重宝されましたが、長期間投与すると、うつ状態が誘発されます。レセルピンは、神経細胞に作用し、ノルアドレナリンとセロトニンの貯蔵量を著しく低下・枯渇させ、これらの神経伝達物質による神経細胞と神経細胞との間の情報伝達を抑制することが解明されました。このことから逆に、脳のノルアドレナリン量とセロトニン量の低下が、うつ状態をひきおこすことが示唆され、抗うつ薬が開発される糸口となりました。すなわち、イミプラミンなどの三環系抗うつ薬は、ノルアドレナリンやセロトニンの神経細胞への取り込みを阻害し、これらの神経伝達物質のシナプスでの濃度を上昇・作用を増強させます（**表4**）。

2. 統合失調症治療薬クロールプロマジンとイミプラミン

　1952年、統合失調症の治療に、クロールプロマジンが有効であることが、偶然発見されました（**表4**）。その後、クロールプロマジンが、神経伝達物質ドーパミンのD$_2$受容体を遮断し、ドーパミンの作用を阻害すること、さらに、ハロペリドールなどの種々の抗精神薬のドーパミンD$_2$受容体への結合の強さと臨床効果が相関することが明らかにされ、統合失調症がドーパミン神経細胞の過剰活動でおこるという病態解明（ドーパミン仮説）の糸口と

なりました。

　興味深いことに、統合失調症治療薬クロールプロマジンと抗うつ薬イミプラミンは、いずれも、抗ヒスタミン薬プロメタジンを基に合成された薬物であり、平面構造は互いに類似しています。しかし、側鎖のフェニル基の角度が25度と55度であり、少し異なります。その相違により、前者はドーパミンD$_2$受容体遮断薬、後者はモノアミン・トランスポーター阻害薬です。薬物は、「薬物の標的分子」と結合することにより、薬物作用を発現します。すなわち、クロールプロマジンとイミプラミンの立体構造の違いを、受容体、トランスポーターが識別しています。

3. パーキンソン病治療薬 L-ドーパ

　1959年、大阪大学医学部・佐野勇博士は、パーキンソン病患者の剖検脳において、黒質のドーパミン含量が低いことを世界に先駆けて発見し、「神経研究の進歩」に日本語で発表しました。当時、ドーパミンの測定は世界的にも難題であり、加えて、外貨制限もあり、日本人の英文国際誌への論文投稿は少ないものでした。不運にも、佐野らの先駆的業績は、国際的には認知されず、1959年のHornykiewiczらの研究が世界的には引用されています。パーキンソン病においては、脳のドーパミンが欠乏しており、ドーパミン補充療法の有効性が指摘されますが、ドーパミンは血液—脳関門を通過しません。そこで、その前駆体のアミノ酸L-ドーパを投与します。L-ドーパは、長鎖中性アミノ酸トランスポーターを介して血液—脳関門を能動輸送されます。当時、大量のL-ドーパは入手不能でした。1975年、京都大学農学部・山田秀明博士は、大量のL-ドーパを合成する反応系を見い出し、臨床応用への道を開きました。

薬は特定の部位に作用する

1. Claud Bernard の歴史的実証（1856年）

　南米大陸アマゾン河、オリノコ河流域の原住民は、"curare"を「矢毒」として使用し、動物を殺害し、食用に供する知恵を、いつの時代からか、獲得していました。"curare"とは、部族語で「鳥を殺す」という意味です。1850年、フランスの生理学者 Claud Bernard は、curare が動物の骨格筋を麻痺させることを発見しました。さらに、1856年、curare は、運動神経を麻痺させないこと、骨格筋自身を麻痺させないことを実験で証明し、curare が、運動神経―骨格筋接合部を麻痺させることを論文として掲載しました。「薬の作用点」という新しい概念を初めて提唱した実験として有名です。Bernard は、1865年「実験医学序説」を著述しました。この著書のなかで、衝撃的な Bernard のメッセージは、「実験は客観と主観のあいだの唯一の仲介者である」、「直観または感情が実験的構想を生み出す」、「統計学に立脚しているかぎり、医学は永久に推理科学に止まるであろう」でしょう。この出版物は、Rudolf Ludwig Karl Virchow の「細胞病理学」、Charles Robert Darwin の「種の起源」とともに、19世紀の医学・生物学の重要な古典であり、当時の思想界にも影響をあたえました。

　しかし、curare の成分が明らかになってきたのは、1940年代です。1932年には、破傷風やけいれん疾患の患者に、1942年には、全身麻酔の際の筋弛緩薬として投与されました。curare の主成分が右旋性 dextro-tubocurarine であり、その構造が決定されたのは1935年です。左旋性 levo-tubocurarine は、右旋性の d-tubocurarine と比較して、20〜60倍作用強度が弱いのです。

d-tubocurarineは、4級アンモニア構造を有しており、このため、細胞膜を通過しにくく、したがって、消化管から吸収されず、血液―脳関門を通過しません。食用に捕獲された動物は、矢毒の塗布された矢を射掛けられ、出血、d-tubocurarineは血液中から吸収され、骨格筋のニコチン性アセチルコリン受容体を遮断し、呼吸筋麻痺で死亡します。その肉にはd-tubocurarineが含有されていますが、消化管からは吸収されないので、経口的に摂食した人間は幸運でした。1947年、麻酔科医師Smithは、厳重な呼吸管理下で、自分自身に、常用量の2倍のd-tubocurarineを静脈内投与し、中枢神経症状が出現しないことを確認、d-tubocurarineが血液―脳関門を通過しないことを論文として国際誌Anesthesiologyに掲載しました。

curareは、運動神経終末から開口分泌されたアセチルコリンが、骨格筋・終板のニコチン受容体へ結合することを、競合的に阻害します。したがって、curareによる骨格筋麻痺は、アセチルコリンの濃度を上昇させれば、回復します。サクシニルコリンは、アセチルコリンが2分子結合した構造をとり、左右対称的です。1906年、サクシニルコリンは、curareによる骨格筋麻痺を回復させることを期待して、動物に投与されましたが、効果はなく、その後40年以上も放置されました。1949年、サクシニルコリン自体が、骨格筋麻痺作用を示すことが、偶然見い出されました。サクシニルコリンの骨格筋麻痺機序は、curareとは異なり、ニコチン受容体を持続的に脱分極することであり、「脱分極性骨格筋遮断」という新しい機序の発見に至りました。

2. 医聖ヒポクラテスも用いた「ヤナギの樹皮」
―― その薬物成分の同定、作用点・作用機序は、
19世紀以降、初めて解明され始めた

神経変性疾患にも、慢性炎症が随伴し、抗炎症薬アスピリンなどが治療に有効であることは興味深いことです。ヤナギの樹皮は、B.C. 5世紀、古代ギリシャのヒポクラテスが、発熱、痛みの治療に用いて以来、その後も、子宮

脱、外傷などの治療や予防に使用されてきました（図19）。中国・唐の時代、ヤナギが歯痛に使用されました。1838年、ヤナギの主成分がサリチル酸であることが同定されました。サリチル酸の副作用（胃腸障害、耳鳴りなど）軽減を目的として、1899年ドイツ・バイエル社は、アセチルサリチル酸（アスピリン）を合成・発売しました。

　アスピリンから約60年が経過し、1962年、スウェーデンのBergström、Samuelssonらは、酵素サイクロオキシゲナーゼ（cyclooxygenase：COX、コックス）とその産物プロスタグランディンを発見しました。しかし、この新発見とアスピリンとの関連性は、当時は不明でした。ところが、1971年イギリスの薬理学者Vaneは、アスピリンがサイクロオキシゲナーゼを阻害し、プロスタグランディン合成を抑制することを見い出しました。1982年、Vaneは、Bergström、Samuelssonとともにノーベル医学生理学賞を受賞しました（図19）。

ヒポクラテスも用いた"ヤナギの樹皮"

　　B.C. 5世紀　発熱、痛みの治療に使用

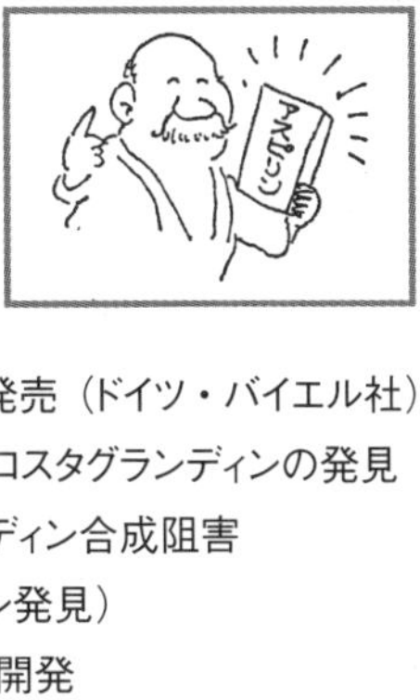

1838年　ヤナギの主成分サリチル酸の同定
1899年　アセチルサリチル酸（アスピリン）の合成・発売（ドイツ・バイエル社）
1962年　サイクロオキシゲナーゼ（COX）の発見とプロスタグランディンの発見
1971年　アスピリンによるCOX阻害とプロスタグランディン合成阻害
1982年　ノーベル医学生理学賞（プロスタグランディン発見）
1992年　COX-2発見：COX-2に特異的な阻害薬の開発
　　　　（アスピリンよりも副作用が少ない）

図19　ヤナギ主成分サリチル酸の歴史
　　1971年、アセチルサリチル酸が、サイクロオキシゲナーゼを阻害し、プロスタグランディン合成を阻害することが明らかとなった。

1991年、サイクロオキシゲナーゼの新しい分子種COX-2が発見されました。COX-2は、炎症部位で誘導・発現され病態に関与、他方、構成的に常時発現しているCOX-1は重要な生理機能（胃酸分泌抑制など）に不可欠です。COX-1阻害薬の副作用（消化性潰瘍誘発など）を防止する目的で、ドイツ・ベーリンガーインゲルハイム社は、COX-2特異的阻害薬としてメロキシカムを創薬、1996年、世界に送り出しました。

3. 薬物作用の特異性
── 治療薬は特定の部位にのみ作用する

　「医食同源」、「薬膳」、「健康食品」という言葉がありますが、「食べ物」は、「作用の特異性がなく、からだの色々な部位に作用します」。しかし、「病気の治療薬」は、「作用の特異性があり、特定の部位にのみ作用する」という点で、「食べ物」とは大きく異なります。強調すると、「作用の特異性がない」物質は、治療薬として有用ではありません。薬は、「からだの何処の部位に特異的に作用するか？」。「薬物受容体」という学術用語がありますが、「薬物」に対する専用の「受容体」が、予め私達のからだの中に用意されているわけではありません。

4. 細胞間情報伝達物質の受容体
── 治療薬が作用する標的分子

　私達のからだ全体は、60兆個の細胞で構成されています。脳においては、1,000億個の神経細胞が、膨大なネットワークを構築しています。したがって、多細胞生物が個体として生命活動を営むためには、細胞と細胞との間の情報のやりとりが不可欠です。個々の細胞は、生理活性物質などによる外界からの情報を正しく受容し、その情報を細胞内に正しく伝え、適切な細胞応答をおこすことが要求されます。地球の誕生が46億年前、単細胞生物の誕

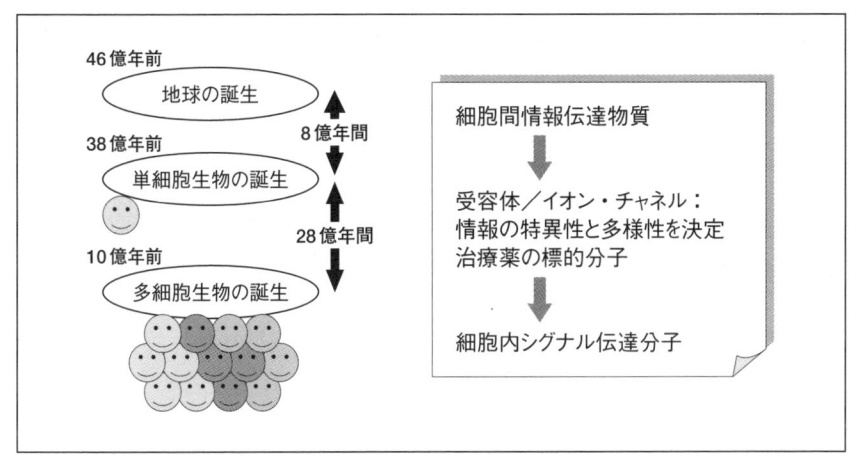

図20 多細胞生物への進化：細胞間情報伝達機構の発達
単細胞生物から多細胞生物への進化、すなわち、細胞間情報伝達機構の発達に28億年を要した。細胞の受容体やイオン・チャネルは、情報の特異性を決定し、さらに、情報の多様性を生み出す。治療薬が作用する標的分子でもある。

生が38億年前、多細胞生物の誕生が10億年前です（**図20**）。地球誕生から単細胞生物誕生まで8億年ですが、単細胞生物誕生から多細胞生物誕生までは、なんと、28億年という長期間を要しています。多細胞生物の生存に不可欠な細胞間情報伝達機構の構築は、28億年間の生物進化の産物でしょう。

細胞間情報伝達物質は、どのようなメカニズムにより情報を細胞に伝えるのでしょうか（**図20**）。副交感神経の神経終末から開口分泌される神経伝達物質「アセチルコリン」を代表例として説明しましょう。アセチルコリンは、自分自身の受容体である「アセチルコリン受容体」に結合します。間違っても、アドレナリン受容体には結合しません。逆に、アドレナリンはアドレナリン受容体に結合し、アセチルコリン受容体には結合しません。「細胞間情報伝達物質」と「その受容体」との関係は、「鍵」と「鍵穴」との関係です。ですから、アセチルコリン受容体は、アセチルコリンという「情報の特異性」を識別・決定します。さらに、アセチルコリン受容体は、「ムスカリン性ア

セチルコリン受容体」と「ニコチン性アセチルコリン受容体」に二大別されます。また、ムスカリン性アセチルコリン受容体にも、すくなくとも、遺伝子レベルで5種類のサブタイプが存在します。ニコチン性アセチルコリン受容体には、数10種類のサブタイプが存在します。これらのアセチルコリン受容体サブタイプは、それぞれ異なる反応を引き起こし、「情報の多様性」を生み出します。要約しますと、1種類の細胞間情報伝達物質に対して極めて多種類の受容体が用意されており、情報の特異性を決定し、さらに、情報の多様性を生み出します。

　「イオン・チャネル」は、「電位依存性（脱分極により開孔する）イオン・チャネル」と「神経伝達物質により開孔するイオン・チャネル」に二大別されます。後者のイオン・チャネル群は、受容体そのものです。「ニコチン性アセチルコリン受容体」にアセチルコリンが結合すると、細胞内へNa^+, Ca^{2+}などのイオンが流入します。ニコチン性アセチルコリン受容体、γ-アミノ酪酸（γ-aminobutyric acid, GABA）受容体、グルタミン酸受容体のあるサブタイプなどは、「イオン・チャネル内蔵型受容体」です。

　ある特定の受容体サブタイプに対してのみ作用する薬物を開発すると、治療に大変有益です。アドレナリン受容体のうち、心臓はβ_1アドレナリン受容体、気管支平滑筋はβ_2アドレナリン受容体を有しています。気管支喘息の治療には、選択的β_2アドレナリン受容体刺激薬の投与が合理的です。非選択的（β_1とβ_2）アドレナリン受容体刺激薬では、心臓のβ_1アドレナリン受容体も不必要に刺激され、狭心症を誘発する可能性があります。非選択的（β_1とβ_2）アドレナリン受容体遮断薬を狭心症の予防（β_1遮断作用）に投与しますと、気管支喘息が増悪（β_2遮断作用）することもあります。ヒスタミンの受容体には、H_1受容体とH_2受容体のサブタイプがあります。H_2受容体遮断薬は、作用の特異性の高い消化性潰瘍治療薬です。

5. 生理活性物質による細胞機能の調節
── 細胞間情報伝達機構と細胞内情報伝達機構のダイナミックな制御

　細胞間情報伝達の担い手である生理活性物質は、ホルモン、神経伝達物質、オータコイド、サイトカイン（表5）などに分類されます。しかし、この分類は、それほどクリアーカットではありません。たとえば、末梢組織において、皮下や粘膜の肥満細胞、血中の好塩基球から開口分泌されるヒスタミンはオータコイド（autacoid：分泌された近傍で局所的に作用する物質。この点で

表5　水溶性シグナル, 脂溶性シグナル, 気体シグナル

	Hormone	Neurotransmitter	Autacoid
Water-soluble signals	Peptides 　CRH 　TRH 　ACTH 　TSH 　GH 　vasopressin 　PTH 　calcitonin 　insulin 　glucagon 　angiotensin II	Amines 　catecholamines 　acetylcholine 　histamine (brain) 　serotonin Amino acids 　GABA 　glycine 　glutamate 　aspartate Peptides 　enkephalins 　endorphins	histamine 　(peripheral tissues) ATP adenosine
Lipid-soluble signals	Steroids 　glucocorticoid 　mineralocorticoid Vitamin D Amino acid derivative 　thyroid hormones		*eicosanoids 　(e.g. prostaglandins)
Gaseous signal		Nitric oxide	Nitric oxide

　水溶性シグナルの受容体は細胞膜表面、脂溶性（疎水性）シグナルと気体シグナルの受容体は細胞内に存在する。例外として、脂溶性シグナルであるエイコサノイドの受容体は、細胞膜表面にある。この表では、サイトカインは省略した。

は、神経伝達物質に似ていますが、肥満細胞や好塩基球は、神経細胞とは異なり、電気的に興奮しません）に分類されます（**表5**）。しかし、中枢神経系ではヒスタミン作動性神経が同定されており、ヒスタミンは神経伝達物質です（**表5**）。ホルモン、神経伝達物質、オータコイド、サイトカインの情報伝達機構の相違点を重要視するよりも、多くの共通点を強調したほうが、情報伝達機構の全体像が理解しやすいのです。したがって、そのような従来の分類とは独立して、水溶性生理活性物質、脂溶性（疎水性）生理活性物質に分類すると、情報伝達機構の理解に役立ちます（**表5**）。その観点からみると、1998年ノーベル医学・生理学賞に輝いた一酸化窒素ガス、すなわち、気体が生理活性物質であるという発見は、画期的業績です。

　血中では、脂溶性（疎水性）生理活性物質は運搬体蛋白と結合し、水溶性の形で運ばれます（**図21**）。標的細胞に近づくと、運搬体蛋白から解離して、脂溶性（疎水性）生理活性物質は、細胞膜を透過します。細胞膜の主成分は、リン脂質やコレステロールなどで構成される脂質膜の二重層ですので、脂溶

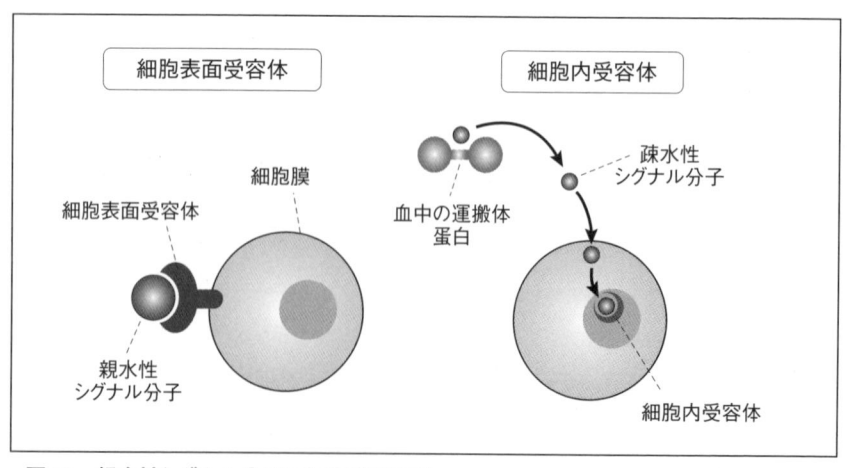

図21　親水性シグナル分子の細胞膜受容体
　　　脂溶性（疎水性）シグナル分子の受容体は細胞内に存在し、遺伝子転写調節因子として作用する。

性（疎水性）生理活性物質は細胞膜を透過しやすいのです。脂溶性（疎水性）生理活性物質の受容体は、細胞内に存在します。他方、水溶性生理活性物質の受容体は、細胞膜の表面に存在します（図21）。

　脂溶性生理活性物質の情報伝達機構は、水溶性生理活性物質のそれに比較しますと、下記のように単純にみえます。脂溶性生理活性物質とは、副腎皮質ホルモン（糖質ステロイド、鉱質ステロイド）、性ホルモン、甲状腺ホルモン、活性型ビタミンD、エイコサノイド（プロスタグランディン、プロスタサイクリン、トロンボキサン、ロイコトリエン）です。副腎皮質ホルモン受容体、性ホルモン受容体、活性型ビタミンD受容体は、細胞質に存在しますが、ホルモン作用を発現する際には、核内に輸送されます。甲状腺ホルモン受容体は、常時、核内に存在します。例として、糖質ステロイド・コルチゾールは、脂溶性のため細胞膜を透過しやすく、コルチゾールが、細胞質の副腎皮質ホルモン受容体に結合しますと、その受容体の立体構造が変化し、ホルモン・受容体複合体は核内に運ばれやすくなり、標的遺伝子の転写を上昇・低下させます（図22）。すなわち、すべての脂溶性生理活性物質の受容体は、換言すれば、遺伝子転写調節因子として働きます。例外がひとつあり、脂溶性生理活性物質エイコサノイドの受容体は細胞膜にあり、情報伝達機構としては、下記に述べる水溶性生理活性物質と同じです。

　水溶性生理活性物質の受容体は、細胞膜に存在します（図21, 23）。ホルモンや神経伝達物質が細胞膜受容体に結合しますと、細胞内のシグナル分子（セカンド・メッセンジャー：cyclic AMP、イノシトール三リン酸などの代謝性シグナル、Ca^{2+}、Na^+などのイオン性シグナル）のレベルを上昇・低下させます。セカンド・メッセンジャーが、蛋白質リン酸化酵素、脱リン酸化酵素、足場蛋白質（scaffold proteins）、小胞輸送蛋白質などを活性化・不活性化し、既存の蛋白質群の機能、すなわち、細胞機能を秒〜分単位で制御します。さらには、標的遺伝子の転写を上昇・低下し、蛋白質の合成、蛋白質合成後の翻訳後修飾を行い、これらの機序による細胞機能の変動が発現するのには数日以上の長期間を要します。上記の受容体、シグナル分子は、細胞

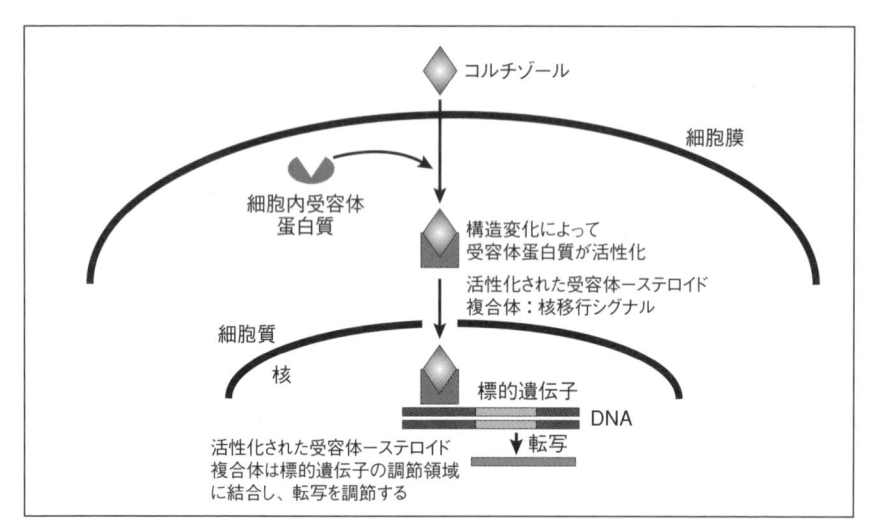

図22 糖質ステロイドコルチゾールと細胞質受容体は、複合体を形成する。構造変化により核移行シグナル（特有のアミノ酸配列）が露出し、核内輸送され、遺伝子調節因子として、標的遺伝子の転写を上昇・低下する。

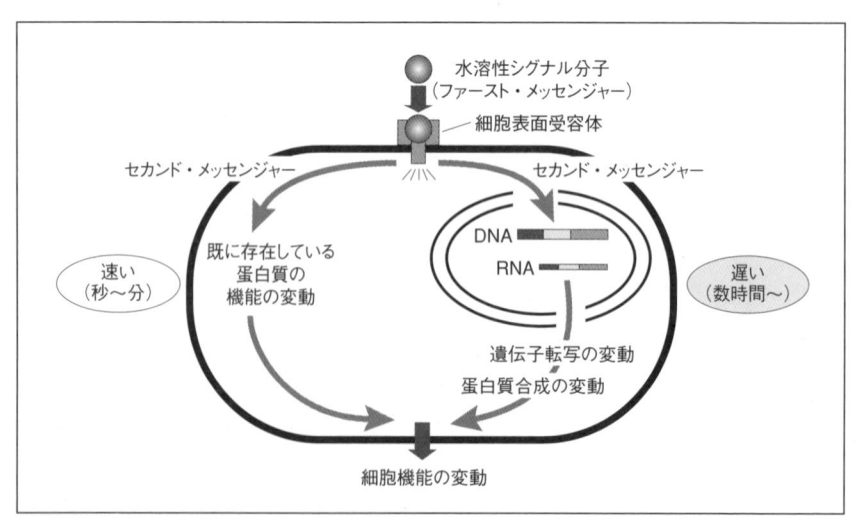

図23 水溶性シグナル分子が細胞表面受容体に結合すると、細胞内セカンド・メッセンジャーレベルが変動する。速い反応（既存の蛋白質の機能変動）と遅い反応（遺伝子転写・蛋白質合成・翻訳後修飾）が細胞機能を変動させる。

内のある特定の部位に足場蛋白質などにより繋留・局在、さらに、必要に応じて細胞内を標的輸送されます。

　ひとつひとつの細胞内分子の機能が、生理活性物質により、時間的・空間的・量的に、正しく、スイッチ・オン、スイッチ・オフされ、全体の細胞応答が正しく制御されています。細胞内シグナルのスイッチ・オン、スイッチ・オフの時間的異常、空間的異常、量的異常が発癌などの病気や加齢をひきおこします。治療薬は、これらのシグナル伝達分子群や酵素群のなかから、その分子ひとつひとつを識別し、その特定の分子に対して選択的に「ピンポイントで正確に作用」（作用の特異性）することが必要です。

　興味あることに、病気の「治療薬」は、これらの分子の働きを抑制するものがほとんどです。β-受容体遮断薬、Ca^{2+}チャネル阻害薬、angiotensin-converting enzyme（ACE）阻害薬、ヒスタミンH_2受容体遮断薬、抗ヒスタミン薬（H_1受容体遮断薬）、cyclooxygenase（COX）阻害薬、Na^+、K^+-ATPase阻害薬（ジギタリス）、Na^+チャネル阻害薬（局所麻酔薬、抗不整脈薬）などです。気管支喘息に用いられる「選択的β_2アドレナリン受容体刺激薬」などは、分子の働きを促進する治療薬の代表です。

P リチウムの作用点・作用機序

1. リチウム治療の幕開け──試行錯誤

　正常な体液、脳などの組織に、リチウムは微量存在しますが、その生理的役割は明らかではありません。経口的に食餌からも吸収されます。治療目的でリチウムが投与された初めての記録は、1800年代中頃であり、lithium urate が水溶性の高いことを利用して、尿酸の尿中排泄促進・高尿酸血症・痛風の治療に試行されました。1900年代中頃には、lithium bromide の鎮静作用が試行されました。1949年、オーストラリアのCade博士は、10人の患者の躁状態が lithium carbonate 投与により改善することを報告しました[1]（表4）。神経科学の分野では、1952年のクロールプロマジン治療が psychopharmacology 時代の始まりと認識されています[2]。しかし、Cade 博士のリチウムによる躁病治療は、1949年に試行されており、本当の意味でのpsychopharmacological therapy の画期的出来事でしょう。その後、Li^+が心疾患などのNa^+減塩療法に大量誤用、リチウム中毒が警告され、世界的規模でリチウム治療が認可されたのは、1970年です（表4）。

2. リチウムの作用点・作用機序の模索
──生体情報伝達機構研究の「夜明け前」

　リチウムが、世界的に気分安定化の治療薬として認可された1970年は、生体情報伝達機構に関する研究の世界自体が、未だ、「夜明け前」の未開拓時代でした。シグナル伝達に関するノーベル医学生理学賞も、「セカンド・

メッセンジャーとしてのcyclic AMP発見」(1971年)、「脳ペプチドの発見」、「ラジオイムノアッセイ法の開発」(1977年)、「プロスタグランディンの発見」(1982年)、「増殖因子の発見」(1986年)、「β-受容体遮断薬の開発」(1988年)など、生体情報伝達に関する分子自体を掘り起こす作業や測定法開発の「草分け」時代でした。1971年、リチウムがinositol monophosphataseを阻害することが見い出され、1989年の「リチウム作用のイノシトール枯渇説」へと繋がりますが、現在では、この説は支配的ではありません。リチウムの歴史、作用点・作用機序に関する研究の展開は、総説を参照下さい[3〜7]。

3. リチウムの神経細胞保護作用

　リチウムの神経細胞保護作用を初めて報告した2編の先駆的業績は、1994年までさかのぼります（表6）。D'Meloら[8]は、培養ラット小脳顆粒神経細胞のアポトーシス（apoptosis: programmed cell death）による細胞死をリチウムが阻止したことを、Volonteら[9]は、培養ラット小脳と大脳皮質において、リチウムによるγ-アミノ酪酸（γ-aminobutyric acid, GABA）作動性神経細胞の生存延長を、報告しています。その後、2000年代前半まで、培養細胞や動物個体のレベルで、リチウムが、細胞生存因子群の発現量を増加、アポトーシス死因子群の発現量を低下させ、神経細胞の成熟・修復などを促進することを示した論文が増加します。この分野の進展に関しては、総説を参照下さい（文献3〜7；特に、文献5のTable 1、Table 2、Fig.1に詳述）。リチウムとの関連で報告されている細胞生存因子としては、B cell lymphoma-2（Bcl-2）、brain-derived neurotrophic factor（BDNF）、cellular-Fos（c-Fos）、78-kDa glucose-regulated protein（Grp78/Bip）、アポトーシス死因子としては、p53、Baxが挙げられます。後述しますが（本書項目Q8、S2 1)、S2 2)、S3 1) 参照)、気分障害の病因として、Bcl-2やBDNFなどの細胞生存因子の発現量低下が注目されています。したがって、リチウムの細胞生存因子、アポトーシス死因子に対する作用は極めて重要です。しか

し、2000年代前半においても、これらの因子の発現に影響を与えるリチウムの細胞内機序はほとんど検討されておらず、リチウムの下流にある直接の標的分子は未解決のままでした。

表6 リチウムとGSK-3β抑制・β-catenin活性化

A．リチウム（総説　3-7）	参考論文
1. 先駆的業績	
成熟小脳顆粒細胞死の阻止	8
GABAニューロン生存の延長	9
2. ヒト気分障害患者	
脳灰白質容積増加	41, 43
脳N-acetyl-aspartateレベル増加	42
3. 抗うつ作用：GSK-3β抑制	18〜21
：β-cateninノックインマウス	22
4. 抗躁作用：GSK-3β抑制	23
5. GSK-3βノックダウンマウス：抗うつ作用	18, 21
：抗躁作用	23
6. GSK-3βノックインマウス：躁モデル	24
7. 延命：ヒストン・メチル化	94
8. アミノ酸修復酵素PIMT発現量増加	109, 110
B. GSK-3α/GSK-3β（総説 5, 7, 10-16, 59）	参考論文
1. GSK-3β異常（ヒト患者脳）：うつ	7, 34〜36
アルツハイマー	7, 37, 38, 58
筋萎縮性側索硬化症	7, 39
統合失調症	7, 40
2. GSK-3β活性病的亢進：　糖尿病	10〜15
発癌	10〜15
炎症	10〜15
C. β-Catenin（総説 7, 11, 16, 55, 59）	参考論文
1. GSK-3β抑制・β-catenin活性化・神経細胞誕生：	54
神経精神病治療薬	44〜46, 48〜51, 54
アルツハイマー治療薬	47
電気けいれん治療	52, 53
2. Disrupted in schizophrenia 1: 神経細胞可塑性と気分障害	56, 57

Q リチウムの標的分子：
glycogen synthase kinase-3β (GSK-3β) とβ-catenin 経路

1. GSK-3βは、多くの疾患治療薬の標的分子である

　GSK-3は、1970年代後半、グリコーゲン合成酵素をリン酸化・不活性化し、グリコーゲン合成を抑制する酵素として初めて同定されました。その後、GSK-3が、数多くの細胞内シグナル分子、遺伝子転写調節因子（β-cateninなど）、蛋白質翻訳因子（eukaryotic initiation factor 2B：eIF2Bなど）、細胞骨格・足場蛋白質（tauなど）をリン酸化し、これらの基質蛋白質の機能を抑制、あるいは、基質蛋白質のプロテアソームでの分解を促進することが明らかになりました[7,10〜16]。GSK-3の2種類の分子種（GSK-3α, 51-kDaとGSK-3β, 47-kDa）は、異なる遺伝子にコードされている異なる酵素蛋白質であり、組織分布や生理的役割が重複してはいるが同一ではありません[10]。GSK-3αと比較して、GSK-3βは、神経系での発現量が多く、より詳細に解析されています。GSK-3α/3βの組織分布、生理的・病態的役割、GSK-3阻害薬の治療薬としての展望に関しては、総説[7,10〜14]を参照下さい。

　GSK-3は、細胞外からの特定の調節性シグナル刺激の入力しない休止細胞において、継続的に、酵素活性を示し（構成的活性という）、数多くの基質蛋白質をリン酸化・不活性化・分解し、細胞応答を負に調節しています（図24）。神経栄養因子（neurotrophins：neurotrophic factors）などが、細胞表面のGTP結合蛋白質連結型受容体、受容体型タイロシン・カイネースを刺激すると、蛋白質リン酸化酵素（cyclic AMP-dependent protein kinase, PKA；90-kDa ribosomal S6 kinase, p90[RSK]；Akt, protein kinase B；protein kinase C, PKC）によりGSK-3βは9番目（GSK-3αは21番目）のセリン残

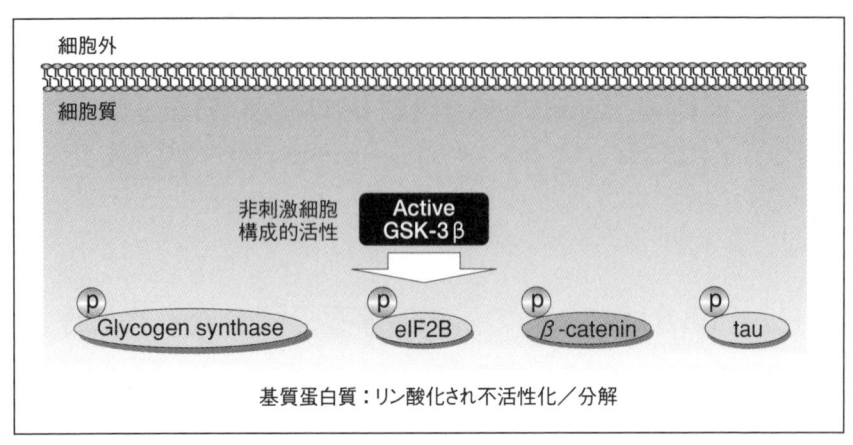

図24 **非刺激細胞におけるGSK-3βの構成的活性**

シグナル入力のない休止細胞において、GSK-3βは継続的に構成的活性を示し、基質蛋白質をリン酸化し、不活性化・分解する[10〜15]。

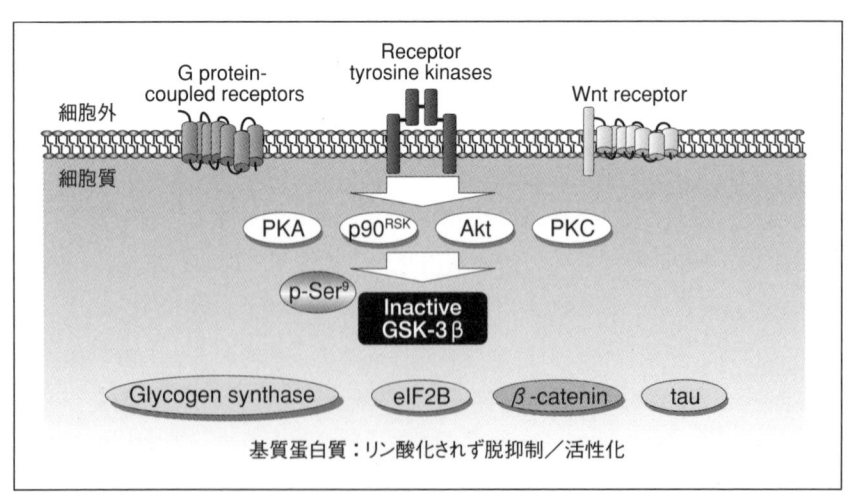

図25 **刺激細胞におけるGSK-3βのリン酸化・活性抑制**

神経栄養因子受容体（Receptor tyrosine kinases）などが刺激されると、cyclic AMP-dependent protein kinase（PKA）、90-kDa ribosomal S6 kinase（p90[RSK]）、Akt（protein kinase B）、protein kinase C（PKC）によりGSK-3β（9番目のセリン残基）のリン酸化・不活性化がおこる。その結果、基質蛋白質がリン酸化されず、その機能が脱抑制・活性化し、細胞応答が進行する[10〜16]。

基がリン酸化され、その結果、GSK-3β/GSK-3αの酵素活性は不活性化されます（図25）。WntシグナルW経路はGSK-3β/3α活性を抑制しますが、その機序は不明です。少なくとも、GSK-3β/3αのセリン残基のリン酸化は関与しません[7,11,16]。GSK-3β/3α活性抑制の結果、GSK-3β/GSK-3αによる基質蛋白質のリン酸化はおこらず、基質蛋白質とその下流シグナル経路が脱抑制・活性化され、細胞応答が進行します[7,10~16]。気分安定化に関与する伝統的な神経栄養因子は、BDNF, vascular endothelial growth factor (VEGF) ですが、2005年以降、insulin-like growth factor-Ⅰ (IGF-Ⅰ)、IGF-Ⅱ、insulinも注目され始め、それらの神経栄養因子群によるカスケード反応も明らかにされつつあります[7,10,68]（本書項目Q8、S2 1）、S2 2）、S3 1）参照）。

GSK-3βは、多くの細胞シグナル回路網の中継点に位置し、数多くの疾患治療薬の標的分子として注目されています。水溶性の細胞間情報伝達物質の種類は、現在まで同定されたものだけでも、100種類程度と多いですが、それらの細胞膜受容体に細胞間情報伝達物質が結合すると、細胞内では、GSK-3βの9番目のセリン残基がリン酸化（すなわち、GSK-3βの酵素活性が不活性化）されることが極めて多いのです[10~15]。すなわち、多くの情報伝達物質の細胞内シグナル網の中継点に、GSK-3βが位置します。

シグナル伝達の中継点に位置していることと関連して、GSK-3β活性の病的亢進・調節異常が、神経精神疾患、神経変性疾患のみならず、糖尿病、発癌、炎症（気管支喘息、敗血症など）、虚血などで相次いで報告されています[10~16]（表6）。糖尿病患者では、アルツハイマー病の発症率が、非糖尿病者と比較して、おおよそ2倍です。GSK-3βの阻害薬が、数多く合成され、これらの多彩な疾患の治療薬として有望視されています[10~16]。

細胞内で、種々のシグナルはGSK-3βに収束し、その下流では、種々のシグナル経路に分岐して、異なる細胞応答や病態に繋がるのでしょう。したがって、GSK-3βの下流シグナル経路の解析は、今後の重要な研究課題です。

2. リチウムによるGSK-3α/3β抑制機序
── 直接的抑制と間接的抑制

1）直接的抑制機序（図26）

　GSK-3α/3βは、基質蛋白質をMg^{2+}-ATPの存在下でリン酸化します。Li^+は、Mg^{2+}を競合的に阻害し、GSK-3α/3βによる基質蛋白質のリン酸化を抑制します[15]。Li^+のイオン半径（0.88Å）は小さく、Mg^{2+}のイオン半径（0.86Å）に近く、高い電荷密度を有します。そのため、Li^+は、2価イオンMg^{2+}を競合的に阻害します。

2）間接的阻害機序（図26）

　Li^+は、GSK-3αの21番目のセリン残基、GSK-3βの9番目のセリン残基をリン酸化し、GSK-3α/3βの活性を抑制します。Li^+によるGSK-3α/3βリン酸化の機序は明らかではありません[7,15]。

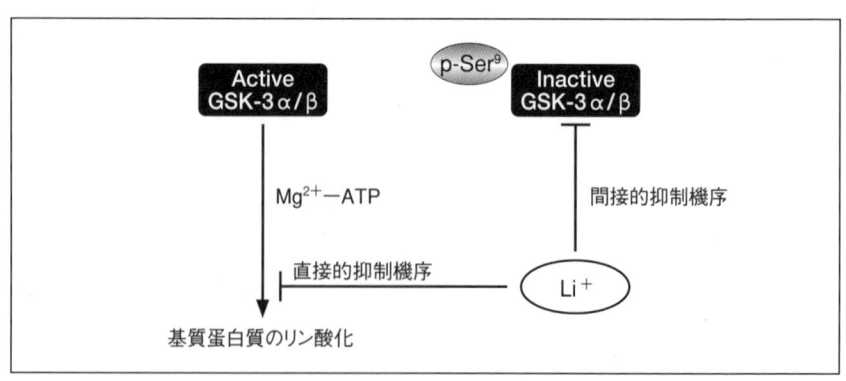

図26　リチウムによるGSK-3α/βの抑制：直接機序と間接機序
　　直接機序：Li^+は、Mg^{2+}を競合的に阻害し、Mg^{2+}-ATP存在下でおこるGSK-3α/βによる基質蛋白質のリン酸化を抑制する。間接機序：Li^+単独投与によりGSK-3α/β（21番目/9番目のセリン残基）のリン酸化・不活性化がおこる。このリン酸化の機序は不明[7,10,15]。

3. 治療的投与によるリチウムの血中濃度
　── GSK-3α/3β抑制

　1996年、*in vitro*の系で、リチウムがGSK-3α/3βを抑制することが初めて報告されました[7]。精製されたGSK-3βの酵素標品を用いた*in vitro*の実験では、10 mM Mg^{2+}の存在下でGSK-3βの活性を測定し、GSK-3β活性を50％抑制するLi^+濃度（IC_{50}）は、1〜2 mMでした。しかし、Mg^{2+}とLi^+は競合的に作用し、脳神経細胞内のMg^{2+}は1 mM程度ですので、*in vivo*でのIC_{50}は1〜2 mMより低くなります。さらに、上記の*in vitro*測定系では、Li^+によるGSK-3βリン酸化に基づくGSK-3βの間接的抑制はおこりません。したがって、*in vivo*の治療的投与によるLi^+血中濃度域（0.6〜1.2 mM）において、Li^+によるGSK-3β抑制は想定できます[7]。

　2004年、*in vivo*の系で、リチウムがGSK-3を抑制することが初めて報告されました[17]。Gouldらは、治療的量のリチウムをラットに経口投与し、大脳皮質と海馬の可溶性分画において、β-catenin（GSK-3によりリン酸化されると、プロテアソームで分解される蛋白質）の量が増加、他方、GSK-3による調節を受けない顆粒分画のβ-catenin量は不変であることを見い出しました[17]（後述のβ-catenin参照）。

4. リチウムによるGSK-3β抑制
　── 気分安定化に関与

　2004年以降、リチウムによるGSK-3β抑制が気分安定化に直接関与していることを支持する論文が、散見され始めました。リチウムのみならず、合成GSK-3阻害薬の投与、GSK-3β遺伝子の50％ノックダウンにより、抗うつ作用が発現することが、動物個体を用いた実験で証明されました[18〜22]（図27）。他方、躁状態モデル動物を用いて、リチウム、合成GSK-3阻害薬、GSK-3β遺伝子の50％ノックダウンが、抗躁作用を示すことも報告されて

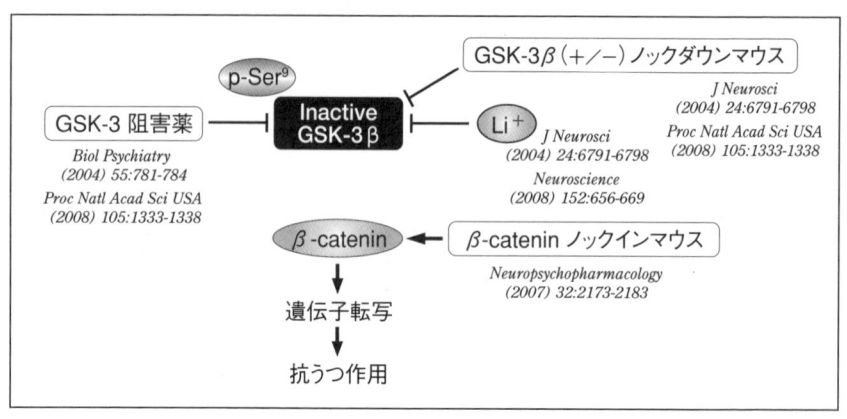

図27 リチウムの抗うつ作用機序：GSK-3β抑制・β-catenin活性化

Li⁺によるGSK-3β抑制、合成GSK-3阻害薬、GSK-3βノックダウン、β-cateninノックインが、抗うつ作用を示します。

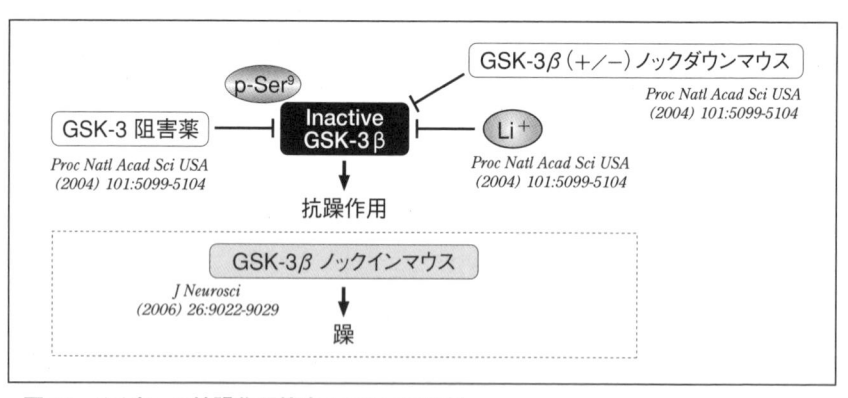

図28 リチウムの抗躁作用機序：GSK-3β抑制

Li⁺によるGSK-3β抑制、合成GSK-3阻害薬、GSK-3βノックダウンが、抗躁作用を示す。反対に、GSK-3βノックインは、躁状態をひきおこす。

います[23]（図28）。反対に、GSK-3βをマウスにノックインして、その発現量を増加させると、躁状態が誘発されます[24]（図28）。

　GSK-3βが抑制されると、その下流では、どのようなシグナル分子が、どのような影響を受け、気分安定化をおこすのでしょうか？ GSK-3の基質

蛋白質である β-catenin は、遺伝子転写調節因子です[7, 10~14, 16]。休止細胞では、β-catenin は常時 GSK-3 によりリン酸化され、プロテアソームで蛋白質分解されています（図24）。GSK-3 が抑制されると、β-catenin は分解をまぬがれ、核に移行し標的遺伝子の転写を調節します（図25）。この β-catenin をマウスにノックインしますと、抗うつ作用が認められ、GSK-3β 抑制・β-catenin 活性化の経路が抗うつに関与しています[22]（図27）。他方、抗躁作用をひきおこす GSK-3β の下流シグナル分子に関しては、報告がありません。

5. 驚くべきブレイクスルー
——成人ヒト脳・海馬で、新たに神経細胞が誕生している

1998年、スウェーデンとアメリカの研究者が協力して、5人の扁平上皮癌（舌、喉頭、咽頭）患者の剖検脳を用いて、成人ヒト脳の海馬（学習・記憶、認知、不安、海馬—視床下部—下垂体—副腎皮質系の高次中枢）において、神経細胞が新たに誕生（neurogenesis）していることを初めて報告しました[25]。新たに誕生した神経細胞のその後の運命については、ヒトでは報告がありません。しかし、成獣マウス海馬では、新たに誕生した神経細胞は、既存の神経細胞との間にシナプスを形成し、活動電位を発生することが報告されています[26]。

6. 気分障害は、単なる神経伝達の機能異常ではない
——神経細胞可塑性の構造的異常を伴う

ヒト成人脳での神経細胞の新たな誕生は、アルツハイマー病などの神経変性疾患や気分障害などの神経精神疾患の概念を大きく転換させました。神経変性疾患、神経精神疾患のいずれにおいても、神経細胞可塑性の異常（神経細胞誕生の異常や神経細胞修復の異常など）という共通の病態を伴うことが

示唆されています[27～33]）。ヒト患者の剖検脳などにおいて、GSK-3β活性の異常、GSK-3β蛋白質の量的異常が、うつ病[7,34～36]、アルツハイマー病[7,37,38]、筋萎縮性側索硬化症[7,39]、統合失調症[7,40]で報告されています（**表6**）。

　うつ病の脳では、神経細胞とグリア細胞の細胞数の減少、1個1個の細胞のサイズの減少、それによる脳灰白質の萎縮が報告されています[27～33]）。うつの発症機序の根底には、慢性ストレスによる海馬―視床下部―下垂体―副腎皮質系の病的な亢進・調節異常があり、加齢や遺伝的因子、環境因子により神経栄養因子の発現量が低下すると、神経細胞可塑性が阻害され、うつが発症するという新しい概念が打ち出されました[27～33]）。反対に、抗うつ薬、身体運動、健康な食生活は、脳シナプスの神経伝達物質（ノルエピネフリン、セロトニンなど）レベルを上昇させ、神経栄養因子の発現量を増加、神経細胞可塑性を促進することが提唱されました[27～33]）。ヒトうつ患者において、4週間のリチウムの治療的投与を受けた10人中8人では、脳灰白質の容積が10％増加したことが、2000年に初めて報告されています[41,42]。その後、同様の報告が集積し、その生理的意義などが論議されています[43]）。

7. GSK-3β抑制・β-catenin活性化
── 神経精神病治療の共通の標的

　リチウム[44]、種々の神経精神病治療薬（haloperidol, clozapine, risperidone, venlafaxineなど）[45～51]や電気けいれん治療[52,53]により、GSK-3β抑制・β-catenin活性化がおこり、海馬神経細胞の新たな誕生、記憶能の向上がラットを用いた実験で示されています（**表6**）。成獣ラット海馬歯状回の神経祖先細胞の培養系において、Bokuらは、デキサメサゾンがGSK-3βの216番目タイロシン残基のリン酸化・活性化をおこし、細胞増殖を低下させること、リチウムによるGSK-3β抑制・β-catenin活性化が、デキサメサゾンによる細胞増殖低下を回復させること、β-cateninの核移行も、細胞増殖と同様、リチウムとデキサメサゾンにより反対方向に調節されていることを報告しま

した[54]。したがって、数多くの神経精神病治療薬や電気けいれん治療の効果がGSK-3β・β-catenin経路を介することが、示唆されます[55]。

さらに、GSK-3βに直接結合し、GSK-3β活性抑制・β-catenin活性化をひきおこすDISC1（Disrupted in Schizophrenia 1）蛋白質が、神経細胞可塑性を増強すること、DISC1変異が統合失調症、気分障害、自閉症などのリスクファクターであること、成獣マウスの海馬において、DISC1機能を欠損させると、神経細胞の誕生・増殖が阻害され、精神病・うつ様の行動が出現することが報告されています[56,57]。

ヒトのアルツハイマー病患者の多数の剖検脳において、GSK-3α/3β蛋白質レベルが増加、さらに、GSK-3βの9番目セリン残基リン酸化は低下、他方、GSK-3βの216番目タイロシン残基リン酸化は増加しています[37,38]。2009年、HeとShen[58]は、ヒト・アルツハイマー病患者（14例、平均年齢83.7歳）と対象健常人（14例、平均年齢84.3歳）の剖検脳を用いて、アルツハイマー脳では、グリア祖先細胞（glial progenitor cells; neurogenesisの源基細胞と想定されている）[31]の増殖能が低下、GSK-3β蛋白質レベルが増加、リン酸化β-cateninレベルが増加、β-catenin蛋白質レベルが低下していること、さらに、対象健常人のグリア祖先細胞をβ-アミロイド[1~42]で処理すると、アルツハイマー病の脳と同じ異常がおこることを報告しました。アルツハイマー病でのWnt/GSK-3β/β-catenin経路のシグナル低下に関しては、総説を参照下さい[59]。

8. β-cateninの下流に位置する神経栄養因子

培養細胞と動物個体において、リチウムが、BDNFの発現量を増加させることを示す論文は、2001年以降、少なくとも5編を数えます[60~64]。2009年、Yasudaらは、胎児ラット大脳皮質神経細胞において、リチウムとバルプロ酸が、それぞれ、GSK-3α/3βとヒストン脱アセチル化酵素を阻害することにより、BDNF遺伝子プロモータⅣの転写活性を促進すると報告しました[65]。

したがって、GSK-3β・β-catenin経路が、BDNF以外にも種々の神経栄養因子の発現量を増加させることが十分予想されます。しかし、この可能性を直接示した報告は意外にも少なく、培養細胞において、Li⁺/GSK-3β/β-catenin経路が、IGF-II [66]）とVEGF [67]）の発現量を増加させることを示す論文のみです（図29）。

2004年以降、神経栄養因子と気分安定化に関して、興味ある新領域が開拓され始めています。IGF-Iが抗うつ作用を有すること [7,68,69]、抗うつ薬によ

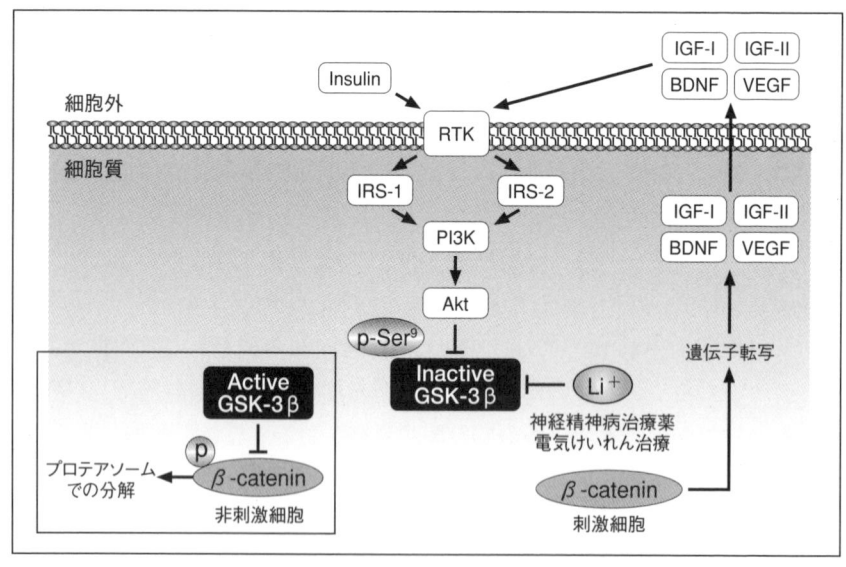

図29 GSK-3β抑制・β-catenin活性化による神経栄養因子発現の増加

左下パネル：非刺激細胞において、GSK-3βの構成的活性は、基質蛋白質をリン酸化・不活性化・分解する。

右パネル：リチウム、神経精神薬、電気けいれん療法によりGSK-3βリン酸化（不活性化）・β-catenin活性化がおこり、神経栄養因子ファミリーの遺伝子転写・蛋白質合成が増加する。神経栄養因子は、合成された局所において、autocrine/paracrine的に神経細胞の誕生・増殖・分化・修復を促進し、気分安定化作用を促進する。IGF, insulin-like growth factor; BDNF, brain-derived neurotrophic factor; VEGF, vascular endothelial growth factor; RTK, receptor tyrosine kinases; IRS, insulin receptor substrate; PI3K, phosphoinositide 3-kinase [60〜74]．

りIGF-I発現量が増加すること[7,70]、身体運動や健康的な食事により末梢循環血中のIGF-Iが、血液—脳関門を経由して脳に運ばれ、神経細胞の誕生、記憶・学習、抗不安作用を促進すること[7,71,72]、IGF-IによりBDNFとTrkB（BDNF受容体）の発現量が増加すること[7,73,74]、BDNFのシグナル伝達系やBDNFによるシナプス蛋白質（synapsin Iなど）の誘導がIGF-I/IGF-I受容体シグナルに依存していること[7,73]が報告されています。複数の神経栄養因子が、序列的に作用する神経栄養因子カスケードや同時に協調的に作用する神経栄養因子ネットワークが存在することが予想されます[7,72]。β-cateninの下流の神経栄養因子群の同定やそれらの相互作用などは、今後の研究課題です。

R 遺伝子転写のエピジェネティク (epigenetic) 調節

1. エピジェネティク調節と神経精神疾患

　私達のからだを構成しているすべての細胞は、同一のDNAを保有しています。しかし、それぞれの細胞において、特定の遺伝子の転写を選択的に促進、あるいは、抑制する機構が作動し、特有の表現型を持つ個々の細胞（神経細胞、肝細胞など）へと細胞の形質分化を誘導します。DNAの周囲にはヒストン蛋白質が巻き付いており、ヒストンやDNAを化学的に修飾（アセチル化、メチル化、ユビキチン化、リン酸化など）することにより、特定の遺伝子の転写を促進・抑制し、特定の蛋白質の発現を制御し、種々の表現型の細胞を生み出します[75～77]。この機序を、遺伝子転写のエピジェネティク調節と呼びます（**表7**）。

　ジェネティク（genetic）調節では、DNA配列の変異により異常な機能の獲得や正常な機能の喪失がおこり、この変化は永続的・非可逆的です（**表7**）。

表7　ジェネティク調節とエピジェネティク調節 [75～77]

ジェネティク	エピジェネティク
DNA塩基配列の変異 　病的機能の獲得（gain-of-abnormal function） 　正常機能の喪失（loss-of-normal function）	DNA解読の変化（DNA塩基配列は変化しない） ヒストン・アセチル化 ヒストン・メチル化 DNA・メチル化
永続的・非可逆的変化	安定した（長期的）しかし可逆的（可塑的）変化

他方、エピジェネティク調節では、DNA解読の変化（DNA配列は同一）であり、この変化は長期間安定（たとえば、一生涯）ですが、可逆的です。すなわち、エピジェネティク調節機構は、環境因子や薬物などにより可逆的に変動することが特徴であり、神経細胞の可塑性を可能にします（表7）。エピジェネティク調節の概念は、1957年Waddingtonにより提唱され[77]、発癌や代謝性疾患の機序として定着しています。しかし、2000年以降、神経精神疾患の発症、その治療薬の作用機序にエピジェネティク調節が関与していることが報告され始めました[75～81]。

2. 気分障害の発症・維持・治療：エピジェネティク調節とその可逆性

2004年、Weaverらは、新生児ラットが、生後1週間に母親（生母ラット、養育母ラット）から受けるスキンシップの豊富・貧弱の程度が、そのラットが成獣ラットへと成長した後も、その気分安定度に大きな影響を与えることを報告しました[82～84]。スキンシップが貧弱であると、不安感が強く、ストレスに対する視床下部—下垂体—副腎皮質系の反応が異常に亢進します。その原因は、海馬のグルココルチコイド受容体の発現量が低下しており、視床下部—下垂体—副腎皮質系へのネガティブ・フィードバックが十分に作動しないことにあります（表8）。

豊富なスキンシップは、海馬において、グルココルチコイド受容体遺伝子のヒストン・アセチル化をひきおこし、その遺伝子転写・グルココルチコイド受容体蛋白質発現量を増加させ、ストレス反応を正常に保ちます[82～84]（表8）。貧弱なスキンシップは、DNA・メチル化をひきおこし、グルココルチコイド受容体遺伝子転写・蛋白質発現量を低下させます（表5）。しかし、新生児期に貧弱なスキンシップをうけた成獣でも、脱アセチル化酵素阻害薬トリコスタチンAによりヒストン・アセチル化を増加させると、グルココルチコイド受容体の遺伝子転写・蛋白質発現量は増加し、抗不安作用が現れま

表8 母ラットの子供ラットへのスキンシップの濃・淡によるエピジェネティク調節：子供ラットの成獣期のストレス反応・不安感 [82~84]

子供ラットの成獣期の反応		母ラットの子供ラットへのスキンシップ（生後1週間）	
		濃	淡
海馬グルココルチコイド受容体	遺伝子	ヒストン・アセチル化	DNA・メチル化
	転写率	促進	抑制
	発現量	増加	低下
不安感		弱	強
視床下部―下垂体―副腎皮質系のストレス反応		正常	亢進

成獣に生育後も、すべての反応は可逆的であり、
(1) メサイオニン投与（DNA・メチル化）により左欄から右欄に移行
(2) ヒストン脱アセチル化酵素阻害薬（バルプロ酸など）投与（ヒストン・アセチル化）により右欄から左欄に移行
(3) 生母ラットでも養育母ラットでも、スキンシップ濃・淡が子供ラットに与える影響は同一である。

す[82~84]（表8 脚注）。反対に、新生児期に豊富なスキンシップをうけた成獣でも、メサイオニン含有食餌を与えると、S-アデノシルメサイオニンによりDNA・メチル化がおこり、グルココルチコイド受容体の発現量低下、不安感が誘発されます（表8 脚注）。

3. エピジェネティク調節の可逆性：神経精神薬、電気けいれんによる修飾

バルプロ酸[85~89]、カルバマゼピン[90,91]、カルバマゼピンの代謝産物[91]、トピラマート[90]、三環系抗うつ薬イミプラミン[92]、電気けいれん療法[93]は、脱アセチル化酵素を阻害し、ヒストン・アセチル化を増加させ、標的遺伝子の転写を促進します（表6）。リチウムの脱アセチル化酵素に対する影響は報告がありません。しかし、多細胞生物の遺伝的制御を解析するのに適している線虫（*Caenorhabditis elegans*）において、リチウムがヒストン・脱メチル化酵素の発現レベルを低下させ、寿命を延長することが2008年に報告され

ました（**表6**）[94]。

　ヒストンのアセチル化・脱アセチル化は、ヒストンのリジン残基でおこります。しかし、ヒストン以外の多くの蛋白質も、アセチル化・脱アセチル化されますので、この反応自体はヒストンに特有の反応ではありません[95〜97]。したがって、脱アセチル化酵素阻害薬は、多くの蛋白質のアセチル化を増加させます。すなわち、ヒストン・アセチル化に対する作用の特異性は、低い薬物です。

　しかし、ヒストンのアセチル化を直接検討した成績も報告されています。脱アセチル化酵素阻害薬（sodium butyrateなど）が、BDNF遺伝子のヒストン・アセチル化を増加し、抗うつ作用を発現しました[92,97,98]。イミプラミンが、ヒストン脱アセチル化酵素の発現量を低下させ、その結果、BDNF遺伝子のヒストン・アセチル化を増加、BDNF遺伝子の転写を促進し、慢性ストレスに対して抗うつ作用を発現しました[92]。

S 気分安定化抗けいれん薬

1. 抗けいれん薬——多彩な疾患治療への応用

　抗けいれん薬は、てんかんの治療薬として当初開発されましたが、その後、その薬が、神経精神疾患（気分障害、不安障害、過食症、アルコール依存症）、アロディニア（allodynia）などの神経因性疼痛（neuropathic pain）（疼痛の原因が除去され、存在しない状態においても、激しい疼痛を感じる疾患、たとえば、帯状疱疹治癒後も持続する治療抵抗性の激しい疼痛）、片頭痛、本態性振戦などの治療に、応用、あるいは、期待されています[99〜102]。興味あることに、多くの抗けいれん薬の作用自体も、偶然発見されました。イミプラミンの抗うつ作用が同定されると、その構造類似体が系統的に解析され、カルバマゼピンの抗けいれん作用が発見されました（表4）。カルバマゼピンの気分安定化作用が認識されると、その作用は、カルバマゼピンと三環系抗うつ薬との構造的類似に基づくと推測されました。ところが、現在では、構造的に類似していない種々の抗けいれん薬が、上記の多彩な病態に有効であることも示されています。このことは、「抗けいれん薬」として分類されている種々の薬物が、共通の作用を示し、その作用が、てんかん、非てんかん疾患に有効であること、すなわち、てんかん、非てんかん疾患が、重なりあった病態を共有している可能性を示唆します。

　ひとつの疾患に罹患すると、他の疾患に罹患する危険性が高まります（comorbidity：共通罹患率）。気分障害に他の病的要因（インスリン抵抗性、炎症性サイトカイン）が伴うことも多く、うつ状態をタイプⅡのメタボリック症候群と提唱する総説もあります[103]。疫学的にも、てんかん、片頭痛、

うつ状態、本態性振戦は、共通罹患率が高いことが示されています。とりわけ、てんかん患者は、てんかんに罹患しない血縁者と比較して、2.4倍片頭痛が多いのです。糖尿病患者では、健常者と比較して、アルツハイマー病が2倍の頻度で発症します。てんかんと上記の多彩な神経精神疾患が共通罹患率の高い疾患群であれば、抗けいれん薬が、これらの多彩な疾患群の治療に有用でしょう。

神経精神疾患に有効な多くの治療薬に共通する機序、特定の薬物に限定される独自の機序を解析することは、その疾患の病態解明にも繋がります。Rapoportらは、リチウム、バルプロ酸、カルバマゼピン、ラモトリギンが、アラキドン酸合成酵素、アラキドン酸代謝回転、サイクロオキシゲナーゼ、エイコサノイド、遺伝子転写調節因子などに対する抑制作用を共有することを繰り返し報告し、アラキドン酸経路が気分安定薬の共通の標的であるという仮説を提唱しています[104]。

抗けいれん薬の気分安定化作用は、遅発性効果であり、抗けいれん作用、鎮痛作用とは作用機序が異なるでしょう[99〜102]。気分障害の根底には、神経細胞とグリア細胞の脳部位特異的な萎縮や細胞死があるという知見がヒト患者において集積してきました[27〜43]。したがって、抗けいれん薬の慢性投与が、細胞膜や細胞内のシグナル分子群に影響を与え、これらの病的変化を弱め、神経細胞可塑性を増強し、神経回路網の構造的修復を促進することが予想されます。

2. 第二世代気分安定化抗けいれん薬

1) バルプロ酸（表6）

1962年、バルプロ酸の抗けいれん作用は、てんかんのモデル動物に治験薬をバルプロ酸に溶解して投与したことで、偶然発見されました。その後、40年以上、てんかん、気分障害、片頭痛の治療に用いられ、その種々の作用機序が検討されてきました[105, 106]。バルプロ酸の気分安定化作用発現は、

遅発性であり、その効果は、投与中止後も継続します。したがって、遺伝子転写・蛋白質合成が関与していることが予想されます。

バルプロ酸の急性作用として、TCAサイクルのγ-アミノ酪酸（γ-aminobutyric acid, GABA）シャントにおいて、GABAの代謝を阻害し、抑制性アミノ酸GABAレベルを脳において15〜45％上昇させます[105,106]。GABA作動性神経系の抑制はけいれんを誘発し、他方、GABA作動性神経系の増強は抗けいれん作用を示しますので、バルプロ酸によるGABAレベル上昇はバルプロ酸の抗けいれん機序と想定されています。さらに、GABAレベル上昇は、鎮静作用や抗不安作用を発現します。

バルプロ酸により脳グルコース代謝が低下します。この機序として、バルプロ酸によるGABAシャント抑制・TCAサイクル活性低下とGABAレベル上昇が想定されています。他方、バルプロ酸は、興奮性アミノ酸アスパラギン酸レベルを脳において低下させます[105,106]。その他、バルプロ酸が、extra-cellular signal-regulated kinase（ERK）経路を活性化しBDNFやBcl-2レベルを上昇させること、protein kinase C（αとe分子種）のレベルを低下させることが広く知られています[105]。しかし、これらの多彩な急性作用は、バルプロ酸の気分安定化の主要機序として同定されていません。バルプロ酸が、電位依存性Na$^+$チャネルやGSK-3βを阻害するという報告、影響しないという報告があり、統一した見解はありません[105,106]。

1997年、Chenらは、培養神経細胞を用いて、バルプロ酸が、臨床的濃度域において、転写調節因子activator protein-1（AP-1）（c-Fos, c-Junなど）のDNA結合能を高め、AP-1に依存した遺伝子の転写を促進すること、他方、バルプロ酸は、cyclic AMP-responsive element binding protein（CREB）による遺伝子転写には影響を与えないことを報告しました[107]。

2001年、Phielらは、培養神経細胞において、バルプロ酸が、治療濃度域において、ヒストン脱アセチル化酵素を抑制し、ヒストン・アセチル化を増加すること、他方、バルプロ酸類似体valpromideは、抗けいれん作用を示すが、ヒストン脱アセチル化酵素を抑制しないことを世界に先駆けて報告し

ました[85]。ヒト統合失調症と精神症状を伴う気分障害において、グルタミン酸脱炭酸酵素67（glutamic acid decarboxylase 67：GAD_{67}、主要なGABA合成酵素）とreelin（GABA神経から分泌される蛋白質で、神経細胞可塑性などを調節する）の遺伝子転写が低下しています[89]。バルプロ酸は、ヒストン・アセチル化を増加し、これらの遺伝子転写を促進しました。また、これらのバルプロ酸の作用を、クロザピン、スルピライドは増強しました[89]。

2006年、Sharmaらは、双極性障害患者（7名）と統合失調症患者（7名）に4週間バルプロ酸を投与し、末梢血リンパ球のヒストン・アセチル化の程度を、バルプロ酸投与前と比較しました[88]。双極性障害患者においては、バルプロ酸投与により、ヒストンH3のアセチル化（約4倍）、ヒストンH4のアセチル化（約1.4倍）は増加しました。他方、統合失調症患者では、いずれも微増でした。双極性障害患者の症状軽快程度は、ヒストンH3のアセチル化の程度やバルプロ酸の血中濃度と相関しました。

哺乳類のヒストン脱アセチル化酵素のうち、クラスⅠは常時核内に留まり、クラスⅡは細胞外刺激により細胞質から核内へと移行します[95～97]。2003年、Krämerらは、培養細胞において、バルプロ酸は、クラスⅠヒストン脱アセチル化酵素の選択的阻害薬であり、その酵素活性を阻害すること、さらに、クラスⅠヒストン脱アセチル化酵素タイプ2のプロテアソームでの蛋白質分解を促進すること、他方、トリコスタチンAは、非選択的阻害薬であり、また、脱アセチル化酵素タイプ2のプロテアソーム分解を促進しないことを報告しました[108]。

生理的な加齢や神経精神疾患において、蛋白質を構成しているアミノ酸の構造変化が、その蛋白質の機能障害や異所性蓄積をまねき、有害な作用をひきおこします。アスパラギン残基やアスパラギン酸残基は、異性化やラセミ化を容易におこしやすく、この構造修復を促進するのが酵素Protein L-isoaspartyl methyltransferase（PIMT）です[109～112]。PIMTノックアウトマウスは、生後12週以内に致死性けいれん発作で死亡します[111]。ヒトてんかん患者の海馬においては、健常者と比較して、PIMT発現量が50％減少し、イ

ソ型アスパラギン酸残基が1.5倍蓄積しています[112]。U-87 MG 星状細胞腫やSH-SY5Y 神経芽細胞腫を用いて、Desrosiersらは、リチウム、SB216763、SB415286によるGSK-3β抑制・β-catenin活性化が、PIMTの蛋白質とmRNAレベルを上昇させること、バルプロ酸によるPIMT発現量増加には、バルプロ酸・Src・Ras・c-Raf・MEK (mitogen-activated ERK kinase)・ERK・90-kDa ribosomal S6 kinase・GSK-3β・β-catenin経路が関与していることを報告しました[109,110]。

小胞体 (endoplasmic reticulum, ER) でおこるストレス反応 (ERストレス) が、気分障害に関与することが示唆されています。小胞体内腔に局在するシャペロンGrp94 (94-kDa glucose-regulated protein) の遺伝子多型が、気分障害と関連することも日本人において報告されています[113]。WFS1は、小胞体の膜を貫通する糖蛋白質であり、ERストレスを緩和しています。1938年、このWFS1の変異遺伝子が、Wolfram症候群 (糖尿病、尿崩症、視神経萎縮、難聴) の原因として同定されました。その後、Wolfram症候群患者の60％に、うつ病や精神病が随伴することが報告され、神経精神病との関連性が示唆されています[113]。Neuro-2a細胞やSH-SY5Y 神経芽細胞腫において、Kakiuchiらは、治療濃度のバルプロ酸が、WFS1遺伝子転写と蛋白質レベルを上昇させること、Grp94・WFS1複合体からのWFS1の解離を促進すること、すなわち、遊離型WFS1によるERストレス緩和を増強すること、他方、リチウムは効果のないことを報告しました[113]。

要約として、細胞情報伝達分子に対するリチウムとバルプロ酸の作用の共通点、相違点を図示しました (**図30**)。

2) カルバマゼピン (表9)

構造的には三環系抗うつ薬に類似しています (**表4**、本書項目R1参照)。1979年、躁状態の治療に初めて用いられました。電位依存性Na$^+$チャネル阻害作用、アデノシン受容体遮断作用、アデニレート・サイクーレス抑制作用が報告されています[4,114]。しかし、これらの作用が、カルバマゼピンの気

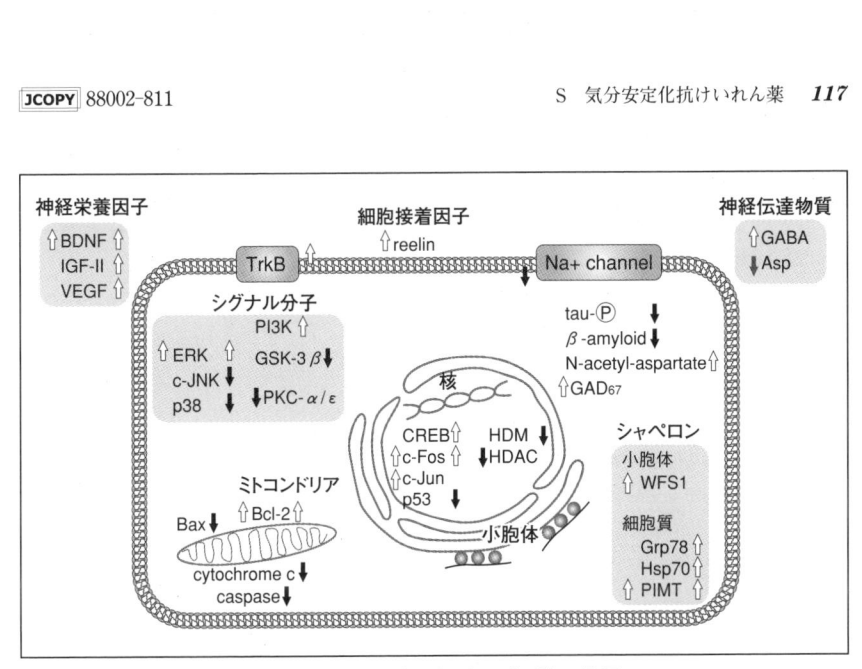

図30 細胞情報伝達分子に対するリチウムとバルプロ酸の作用

```
神経栄養因子                    細胞接着因子              神経伝達物質
 ⇧BDNF                          ⇧reelin                  ⇧GABA
 ⇧IGF-II                                                 ⇩Asp
 ⇧VEGF
            [TrkB]                    [Na+ channel]
         シグナル分子
             PI3K⇧                    tau-Ⓟ ⇩
         ⇧ERK   GSK-3β⇩              β-amyloid ⇩
         c-JNK⇩                       N-acetyl-aspartate⇧
         p38    ⇩PKC-α/ε              ⇧GAD67
                              核
                        CREB⇧  HDM⇩                シャペロン
                        ⇧c-Fos ⇩HDAC               小胞体
         ミトコンドリア   ⇧c-Jun                      ⇧ WFS1
            ⇧Bcl-2       p53
         Bax⇩                                      細胞質
                                   小胞体            Grp78⇧
                    cytochrome c ⇩                  Hsp70⇧
                    caspase ⇩                       PIMT
```

GSK-3βなどのシグナル分子に作用し、転写調節因子（CREBなど）、神経保護因子（BDNF、Bcl-2など）、シャペロン（Grp78など）の遺伝子発現を増加、アポトーシス因子（p53、Baxなど）の遺伝子発現、tauリン酸化レベル、β-amyloid産生を低下させる。各分子において、右側はリチウムの作用、左側はバルプロ酸の作用を示す。

⇧促進；⇩抑制。リチウムの総説（3-7）、バルプロ酸の総説（105、106）と本書の項目P、Q、S2 1）を参照。略語は、用語省略形の項目を参照。

分安定化作用と関連するのか、明らかではありません。2009年、Aubryらは、SH-SY5Y神経芽細胞腫において、リチウム、バルプロ酸が細胞増殖と細胞生存を促進し、AktによるGSK-3βの9番目セリン残基リン酸化を増加させること、カルバマゼピンはこれらの作用を示さないことを報告しました[115]。

2004年、Eyalらは、HeLa細胞の核抽出液において、ヒストン脱アセチル化酵素活性を、バルプロ酸やトピラマートは抑制したが、カルバマゼピン（21～210 μM）は影響を与えないことを報告しました[90]。他方、2005年、Beutlerらは、HepG2肝癌細胞において、カルバマゼピン（100 μM）が、ヒストンH4をアセチル化すること[91]、ヒト胎児腎臓（human embryonic kidney, HEK）293細胞の発現系実験において、カルバマゼピン（200 μM）

表9 バルプロ酸、カルバマゼピン、ラモトリギン、トピラマート、ガバペンチンの作用

A. バルプロ酸（総説 105, 106）	参考論文
1. 脱アセチル化酵素阻害：ヒストン・アセチル化増加	85〜89
2. GABA 合成酵素 67 遺伝子転写促進	89
3. リーリン遺伝子転写促進	89
4. ヒト双極性障害患者リンパ球：ヒストン・アセチル化増加	88
5. 脱アセチル化酵素プロテアソーム分解促進	108
6. アミノ酸修復酵素 PIMT 発現量増加	109, 110
7. 小胞体ストレス蛋白質 WFS1 発現量増加	113
8. AP-1 による遺伝子転写促進	107
9. 脳 GABA レベル増加・アスパラギン酸レベル低下	105, 106
B. カルバマゼピン（総説 4, 114）	参考論文
1. 脱アセチル化酵素阻害：ヒストン・アセチル化増加	90, 91
2. 脳 BDNF, Bcl-2 発現量増加	116
C. ラモトリギン（総説 117）	参考論文
1. 脳 GABA レベル増加	118
2. 脳 BDNF, Bcl-2 発現量増加	116
D. トピラマート（総説 119）	参考論文
1. 脱アセチル化酵素阻害：ヒストン・アセチル化増加	90
2. 脳 GABA レベル増加	118
3. AMPA/カイニン酸型グルタミン酸受容体抑制	119〜121
4. 電位依存性 Na^+ チャネル抑制	122, 123
E. ガバペンチン（総説 125, 126）	参考論文
1. 脳 GABA レベル増加	118, 124
2. 電位依存性 Ca^{2+} チャネル $\alpha_2\delta$ サブユニットへの結合	127
3. 電位依存性 Ca^{2+} チャネル細胞膜輸送阻害	125〜131

が、クラスⅠヒストン脱アセチル化酵素タイプ3とクラスⅡヒストン脱アセチル化酵素タイプ7の酵素活性を抑制することを報告しました[91]。さらに、HeLa細胞の核抽出液を用いて、カルバマゼピンのヒストン脱アセチル化酵素活性抑制強度（$IC_{50} = 2\,\mu M$）は、カルバマゼピンの治療的血中濃度域（$25〜51\,\mu M$）より1桁低いこと、カルバマゼピン-10、11-エポキサイド（カルバマゼピンの活性代謝産物）も、同じ抑制強度を示すこと、両者の抑制強度は、バルプロ酸よりも約100倍強いことを見い出しました[91]。

2009年、Changらは、カルバマゼピンをラット腹腔内に30日間投与し、その治療的血中濃度により、脳前頭葉において、BDNFのmRNAと蛋白質レベル、Bcl-2のmRNAと蛋白質レベルが約3倍増加することを報告しました[116]。

3. 第三世代気分安定化抗けいれん薬

1) ラモトリギン（表9）

ラモトリギンの電位依存性Na$^+$チャネル阻害作用は、抗けいれん作用の主要な機序ですが、気分安定化作用への関与は低いと考えられます[117]。GABA神経機能を増強し、グルタミン酸受容体のN-methyl-D-aspartate（NMDA）サブタイプ機能を抑制します。17人の健常者にラモトリギンを4週間投与すると、大脳のGABAレベルは25％上昇しました[118]。

2009年、上記のChangらは、ラモトリギンをラットに42日間経口投与し、治療的血中濃度のラモトリギンにより、脳前頭葉でのBDNFのmRNAと蛋白質レベル、Bcl-2のmRNAと蛋白質レベルが約3倍増加することを報告しました[116]。2009年、Aubryらは、SH-SY5Y神経芽細胞腫において、ラモトリギンは、細胞増殖・細胞生存・GSK-3βリン酸化には影響を与えないことを認めました[115]。

2) トピラマート（表9）

トピラマートの電位依存性Na$^+$チャネル阻害作用は、抗けいれん作用の主要な機序ですが、気分安定化作用への関与は低いと考えられます[119]。17人の健常者にトピラマートを4週間投与すると、大脳のGABAレベルは46％上昇しました[118]。他方、グルタミン酸受容体のうち、α-amino-3-hydroxy-5-methyl-4-isoxazole-propionic acid（AMPA）サブタイプとカイニン酸サブタイプの機能は抑制されますが、NMDAサブタイプの機能は影響を受けませんでした[119]。

ラットの大脳皮質細胞やグリア細胞を用いて、トピラマートのユニークな作用が報告されています[120~123]。トピラマートは、脱リン酸化状態にあるAMPA受容体、カイニン酸受容体、電位依存性Na$^+$チャネルに結合し、前2者の受容体による細胞内Ca^{2+}上昇やNa$^+$チャネルを介するNa$^+$電流を抑制すること、また、これらの受容体やチャネルのprotein kinase Cやcyclic AMP-dependent protein kinaseによるリン酸化は、トピラマートの結合を阻止します。

上記カルバマゼピン項で紹介したように、トピラマートは、バルプロ酸よりも約4倍弱いが、HeLa細胞のヒストン脱アセチル化酵素活性を抑制しました[90]。

3) ガバペンチン（表9）

GABAの類似化合物であり、抗けいれん薬として開発されました。1996年、Petroffらは、ヒトてんかん患者において、ガバペンチンの投与量に依存して、大脳のGABAレベルが、20~40％上昇することを報告しました[124]。しかし、ガバペンチンは、GABA受容体に対して高親和性を示さず、GABAトランスポーターやGABA代謝酵素にも作用しないと考えられています[125~127]。ガバペンチンの抗けいれん作用の機序は、現在も、検討されていません。さらに、ガバペンチンが、鎮痛作用、抗不安作用、気分安定化作用を示すことも報告されています。

1996年、Geeらは、ブタ大脳皮質を用いて、[^{3}H] 標識ガバペンチンが、電位依存性Ca^{2+}チャネルの$\alpha_2\delta$サブユニットに特異的に結合することを初めて報告しました[127]。この$\alpha_2\delta$サブユニットは、小胞体において、α_1サブユニット、βサブユニットと会合し、成熟型Ca^{2+}チャネルを形成します。その後、$\alpha_2\delta$サブユニットが、Ca^{2+}チャネルの細胞膜への標的輸送を促進します。ガバペンチンは、$\alpha_2\delta$サブユニットに結合し、Ca^{2+}チャネルの細胞膜への標的輸送を阻害し、細胞膜Ca^{2+}チャネルの発現量を低下させます[125, 126, 128~130]。ガバペンチンは、$\alpha_2\delta$サブユニットに結合することにより、

抗けいれん作用、鎮痛作用、抗不安作用を発現することが報告されています。これらの実験成績は、ガバペンチンによる細胞膜 Ca^{2+} チャネルの発現量低下が、抗けいれん作用、鎮痛作用、抗不安作用に関与することを示唆します[125, 126, 131]。しかし、ガバペンチンの気分安定化作用の機序に関しては、未だ、報告は見あたりません。

おわりに

　2004年以降、リチウムを代表とする気分安定薬の作用機序研究は、ヒトや動物の個体レベルで、特定のシグナル分子に対する影響を解析する新しい段階に入りました。神経精神病の治療薬、電気けいれん療法や身体運動、健康的な食事が、GSK-3β抑制・β-catenin活性化をひきおこし、行動、ムード、抗不安感、認知、神経細胞誕生を助長することを支持する知見が集積してきました。しかし、GSK-3β抑制・β-catenin活性化により、その下流で誘導されてくる神経栄養因子群の同定、神経栄養因子カスケード、神経栄養因子ネットワークは、今後の研究課題です。さらに、急速に成長している研究最前線は、クロマチンのエピジェネティク調節です。その調節の特徴は、長期間安定ではあるが、薬物や環境因子により可逆的に変動し、神経細胞可塑性を可能にします。エピジェネティク調節は、神経精神病の病態と治療の両面に関与します。

　寺尾と和田が、この単行本を共著で書くに至った経緯を記します。寺尾は、昭和60年産業医科大学卒業、同大学の精神医学講座助手として臨床に従事しつつ薬理学講座にて泉　太教授や和田（当時、助教授）のもとに柳原延章講師（現在、教授）の直接指導を受けリチウムに関する基礎医学研究に従事しました。その後、産業医科大学精神医学講座・講師、Oxford大学、産業医科大学精神医学講座・助教授を経て、平成16年大分大学医学部精神神経医学講座・教授に就任しました。和田は、昭和46年横浜市立大学医学部卒業、大阪大学医学部第二内科学講座にて7年間臨床に従事、Virginia大学、産業医科大学薬理学講座・助教授を経て、平成4年宮崎医科大学（現在の宮崎大学医学部）薬理学講座・教授に就任しました。ですから、寺尾と和田との日常的な出会いは、産業医科大学時代の「薬理学講義・実習」と「薬理学講座での基礎医学研究」です。寺尾から招聘され、和田は、第29回リチウム研究会（東京経団連会館、2009年4月18日）において、教育講演「神経細胞シグナル分子群の機能と発現：リチウムの影響」をおこないました。こ

の出来事が、本書の共著に至った直接の契機です。和田は、本書を書く機会を与えて頂いた寺尾に感謝するとともに、世間の言葉で表現すれば、「教え子」でもある寺尾の成長を頼もしく誇りに思います。本書の原稿のタイプ印刷、図と表の作成では、宮崎大学医学部機能制御学講座薬理学分野の川畑恵子から多大の協力を得ました。ここに、感謝と敬意を表します。

    2010年2月

和田　明彦

（寺尾補遺）

　今まで新興医学出版社から3冊の本を出版させていただきましたが、4冊目の今回は「恩師」のひとりでもある和田教授との共著ということで、執筆に際して一番緊張しました。お陰をもちまして、精神科医の視点と薬理学者の視点がうまく融合された内容になったと思います。もしも、何らかの不整合が生じたとすれば、それはすべて私の責任です。なお、私の担当部分の図や表の作成や文献整理は大分大学医学部精神神経医学講座の教授秘書である富松千保から多大な協力を得ました。ここに、感謝と敬意を表します。また、今回も本の装丁は溝上義則画伯にお願いしました。溝上先生には、精神科病棟での作業療法における絵画療法も行っていただいており、深く感謝します。最後に、今回このような共同執筆の機会を与えていただき、私の遅筆にも温かく対応していただいた新興医学出版社の林　峰子さんへ心より感謝申し上げます。

第Ⅱ部　気分安定薬の作用機序：用語省略形

ACE	angiotensin-converting enzyme
AMPA	α-amino-3-hydroxy-5-methyl-4-isoxazole-propionic acid
AP-1	activator protein-1
Bcl-2	B cell lymphoma-2
BDNF	brain-derived neurotrpophic factor
COX	cyclooxygenase
CREB	cyclic AMP-responsive element binding protein
DISC1	disrupted in schizophrenia 1
eIF2B	eukaryotic initiation factor 2B
ER	endoplasmic reticulum
ERK	extracellular signal-regulated kinase
GABA	γ-aminobutyric acid
GAD$_{67}$	glutamic acid decarboxylase 67
Grp78	78-kDa glucose-regulated protein
Grp94	94-kDa glucose-regulated protein
GSK-3	glycogen synthase kinase-3
HEK293 cells	human embryonic kidney 293 cells
IC$_{50}$	half-maximal（50％）inhibitory concentration
IGF	insulin-like growth factor
MEK	mitogen-activated ERK kinase
NMDA	N-methyl-D-aspartic acid
PIMT	protein L-isoaspartyl methyltransferase
PKA	cyclic AMP-dependent protein kinase（protein kinase A）
PKC	protein kinase C
p90^{RSK}	90-kDa ribosomal S6 kinase
VEGF	vascular endothelial growth factor

文献（第Ⅰ部　双極性障害の診断・治療）

1) 野村総一郎（2008）歴史と概念の変遷．上島国利ら（編）．気分障害．pp6-15．医学書院，東京．
2) Benezzi F（2007）Bipolar disorder: focus on bipolar II disorder and mixed depression. Lancet 369 : 935-945.
3) Akiskal HS, Pinto O（1999）The evolving bipolar spectrum. Psychiatr Clin North Am 22 : 517-534.
4) Akiskal HS（2007）The emergence of the bipolar spectrum: validation along clinical-epidemiologic and familial-genetic lines. Psychophamacol Bull 40 : 99-115.
5) Stahl SM（2008）Stahl's essential psychopharmacology: neuroscientific basis and practical applications. Third Edition. Cambridge University Press, New York.
6) Savitz J, Drevets WC（2009）Bipolar and major depressive disorder: neuroimaging the developmental-degenerative divide. Neurosci Behav Reviews 33 : 699-711.
7) Kempton MJ, Geddes JR, Ettinger U et al.（2008）Meta-analysis, database, and meta-regression of 98 structural imaging studies in bipolar disorder. Arch Gen Psychiatry 65 : 1017-1032.
8) Müller-Oelinghausen B, Berghöfer A, Bauer M（2002）Bipolar disorder. Lancet 359 : 241-247.
9) Aydemir O, Deveci A, Taneli F（2005）The effect of chronic antidepressant treatment on serum brain-derived neurotrophic factor levels in depressed patients: a preliminary study. Prog Neuropsychopharmacol Biol Psychiatry 29 : 261-265.
10) Karege F, Perret G, Bondolfi G et al.（2002）Decreased serum brain-derived neurotrophic factor levels in major depressed patients. Psychiatry Res 109 : 143-148.
11) Shimizu E, Hashimoto K, Okamura N et al.（2003）Alterations of serum levels of brain-derived neurotrophic factor（BDNF）in depressed patients with or without antidepressants. Biol Psychiatry 54 : 70-75.
12) Cunha AB, Frey BN, Andreazza AC et al.（2006）Serum brain-derived neurotrophic factor is decreased in bipolar disorder during depressive and manic episodes. Neurosci Lett 398 : 215-219.
13) Machando-Vieira R, Dietrich MO, Leke R et al.（2007）Decreased plasma brain derived neurotrophic factor levels in unmedicated bipolar patients during manic episode. Biol Psychiatry 61 : 142-144.
14) Tramontina JF, Andreazza AC, Kauer-Sant'Anna M et al.（2006）Brain-derived neutrophic factor serum levels before and after treatment for acute mania. Neurosci Lett 398 : 215-219.

15) Post RM (2007) Role of BDNF in bipolar and unipolar disorder : clinical and theoretical implications. J Psychiat Res 41 : 979-990.
16) Green EK, Raybould R, Macgregor S et al. (2006) Genetic variation of brain-derived neurotrophic factor (BDNF) in bipolar disorder : case-control study of over 3000 individuals from the UK. Br J Psychiatry 188 : 21-25.
17) Müller DJ, De Luka V, Sicard T et al. (2006) Brain-derived neurotrophic factor (BDNF) gene and rapid-cycling bipolar disorder. Br J Psychiatry 189 : 317-323, 2006.
18) Craddock N, Sklar P (2009) Genetics of bipolar disorder: successful start to a long journey. Trends in Genetics 25 : 99-105.
19) Smith EN, Bloss CS, Badner JA et al. (2009) Genome-wide association study of bipolar disorder in European American and African American individuals. Mol Psychiatry 14 : 755-763.
20) 加藤忠史 (2009) 気分障害のゲノミックス研究. 臨床精神医学 38 : 1015-1020.
21) 川上憲人 (2007) うつ病の疫学と国際比較. 日本臨床 65 : 1578-1584.
22) Judd LL, Akiskal HS, Schettler PJ et al. (2002) The long-term natural history of the weekly symptomatic status of bipolar I disorder. Arch Gen Psychiatry 59: 530-537.
23) Judd LL, Akiskal HS, Schettler PJ et al. (2003) A prospective investigation of the national history of the long-term weekly symptomatic status of bipolar II disorder. Arch Gen Psychiatry 60 : 261-269.
24) Judd LL, Schettler PJ, Akiskal HS et al. (2008) Residual symptom recovery from major affective episodes in bipolar disorders and rapid episode relapse/recurrence. Arch Gen Psychiatry 65: 386-394.
25) Kessing LV, Olsen EW, Mortensen PB et al. (1999) Dementia in affective disorder: a case-register study. Acta Psychiatr Scand 100 : 176-185.
26) Kessing LV, Andersen PK (2004) Does the risk of developing dementia increase with the number of episodes in patients with depressive disorder and in patients with bipolar disorder? J Neurol Neurosurg Psychiatry 75 : 1662-1666.
27) Baldessarini RJ, Tondo L, Hennen J (2003) Lithium treatment and suicide risk in major affective disorders: update and new findings. J Clin Psychiatry 64 [Suppl 5]: 44-52.
28) Francis A, Gasparo P (1994) Interval between symptom onset and hospitalization in mania. J Affect Disord 31 : 179-185.
29) Cipriani A, Pretty H, Hawton K et al. (2005) Lithium in the prevention of suicidal behavior and all-cause mortality in patients with mood disorders: a systematic review of randomized trials. Am J Psychiatry 162 : 1805-1819.

30) Allen MH, Hirschfeld RM, Wozniak PJ et al. (2006) Linear relationship of valproate serum concentration to response and optimal serum levels for acute mania. Am J Psychiatry 163 : 272-275.
31) McElroy SL, Keck PE Jr, Tugrul KC et al. (1993) Valproate as a loading treatment in acute mania. Neuropsychobiology 27 : 146-149.
32) Swann AC, Bowden CL, Calabrese JR et al. (1999) Differential effect of number of previous episodes of affective disorder on response to lithium or divalproex in acute mania. Am J Psychiatry 156 : 1264-1266.
33) Scherk H, Pajonk FG, Leucht S (2007) Second-generation antipsychotic agents in the treatment of acute mania. Arch Gen Psychiatry 64 : 442-455.
34) Gitlin M (2006) Treatment-resistant bipolar disorder. Mol Psychiatry 11 : 227-240.
35) Machado-Vieira R, Soares JC, Lara DR et al. (2008) A double-blind, randomized, placebo-controlled 4-week study on the efficacy and safety of the purinergic agents allopurinol and dipyridamole adjunctive to lithium in acute bipolar mania. J Clin Psychiatry 69 : 1237-1245.
36) Mukherjee S, Sackeim HA, Schnur DB (1994) Electroconvulsive therapy of acute manic episodes: a review of 50 years' experience. Am J Psychiatry 151 : 169-176.
37) Peet M (1994) Induction of mania with selective serotonin reuptake inhibitors and tricyclic antidepressants. Br J Psychiatry 164 : 549-550.
38) Goldberg JF, Truman CJ (2003) Antidepressant-induced mania: an overview of current controversies. Bipolar Disord 5 : 407-420.
39) Henry C, Sorbara F, Lacoste J et al. (2001) Antidepressant-induced mania in bipolar patients: identification of risk factors. J Clin Psychiatry 62 : 249-255.
40) Mundo E, Cattaneo E, Russo M et al. (2006) Clinical variables related to antidepressant-induced mania in bipolar disorder. J Affect Disord 92 : 227-230.
41) Leverich GS, Altshuler LL, Frye MA et al. (2006) Risk of switch in mood polarity to hypomania or mania in patients with bipolar depression during acute and continuation trials of venlafaxine, sertraline, and bupropion as adjuncts to mood stabilizers. Am J Psychiatry 163 : 232-239.
42) 寺尾 岳 (2006) 21世紀のリチウム療法. pp.10-12, 新興医学出版社, 東京.
43) Herman E (2004) Lamotrigine: a depression mood stabilizer. Eur Neuropsychopharm 14 : S89-S93.
44) Nolen WA, Kupka RW, Hellemann G et al. (2007) Tranylcypromine vs. Lamotrigine in the treatment of refractory bipolar depression: a failed but clinically useful study. Acta Psychiatr Scand 115 : 360-365.
45) Weisler RH, Calabrese JR, Thase ME et al. (2008) Efficacy of quetiapine

monotherapy for the treatment of depressive episodes in bipolar I disorder: a post hoc analysis of combined results from 2 double-blind, randomized, placebo-controlled studies. J Clin Psychiatry 69 : 769-782.
46) Kleindienst N, Engel RR, Greil W (2005) Which clinical factors predict response to prophylactic lithium? : a systematic review for bipolar disorders. Bipolar Disord 7 : 404-417.
47) Smith LA, Cornelius V, Warnock A et al. (2007) Effectiveness of mood stabilizers and antipsychotics in the maintenance phase of bipolar disorder: a systematic review of randomized controlled trials. Bipolar Disord 9 : 394-412.
48) Schneck CD (2006) Treatment of rapid-cycling bipolar disorder. J Clin Psychiatry 67 [suppl 11] : 22-27.
49) Yatham LN, Kennedy SH, Schaffer A et al. (2009) Canadian network for mood and anxiety treatments (CANMAT) and International Society for Bipolar Disorders (ISBD) collaborative update of CANMAT guidelines for the management of patients with bipolar disorder: update 2009. 11 : 225-255.
50) 寺尾　岳 (2009) 難治性双極性障害に対する治療. 臨床精神医学. 38 : 1645-1656.
51) 寺尾　岳 (2008) 双極スペクトラムの薬物療法：特に soft bipolar に焦点をあてて. Depression Frontier 6 : 34-37, 2008.
52) Hollander E, Pallanti S, Allen A et al. (2005) Does sustained-release lithium reduce impulsive gambling and affective instability versus placebo in pathological gamblers with bipolar spectrum disorders. Am J Psychiatry 162 : 137-145.
53) Katzow JJ, Hsu DJ, Ghaemi SN (2003) The bipolar spectrum: a clinical perspective. Bipolar Disord 5 : 436-442.
54) Akiskal HS (2001) Dysthymia and cyclothymia in psychiatric practice a century after Kraepelin. J Affect Disord 62 : 17-31.
55) Phiel CJ, Wilson CA, Lee VMY et al. (2003) GSK-3α regulates production of Alzheimer's disease amyloid-β peptides. Nature 423 : 435-439, 2003.
56) Ohgami H, Terao T, Shiotsuki I et al. (2009) Lithium levels in drinking water and risk of suicide. Br J Psychiatry 194 : 464-465.
57) Terao T, Goto S, Inagaki M et al. (2009) Even very low but sustained lithium intake can prevent suicide in the general population? Med Hypotheses 73 : 811-812.
58) Frank E, Swartz HA, Kupfer DJ (2000) Interpersonal and social rhythm therapy: managing the chaos of bipolar disorder. Biol Psychiatry 48: 593-604.
59) Sylvia LG, Alloy LB, Hafner JA et al. (2009) Life events and social rhythms in bipolar spectrum disorders: a prospective study. Behavior Therapy 40: 131-141.
60) 寺尾　岳, 寺尾　未知 (2007) 生活習慣とメンタルヘルス, 新興医学出版社, 東京.

文献（第Ⅱ部　気分安定薬の作用機序）

1) Cade JF（1999）John Frederick Joseph Cade: family memories on the occasion of the 50th anniversary of his discovery of the use of lithium in mania. Aust N Z J Psychiatry 33 : 615-618 and 4 pages following.
2) Schou M（2001）Millennial article. Lithium treatment at 52. J Affect Disord 67 : 21-32.
3) Quiroz JA, Gould TD, Manji HK（2004）Molecular effects of lithium. Mol Interv 4 : 259-272.
4) Gould TD, Quiroz JA, Singh J et al.（2004）Emerging experimental therapeutics for bipolar disorder: insights from the molecular and cellular actions of current mood stabilizers. Mol Psychiatry 9 : 734-755.
5) Wada A, Yokoo H, Yanagita T et al.（2005）Lithium: potential therapeutics against acute brain injuries and chronic neurodegenerative diseases. J Pharmacol Sci 99 : 307-321.
6) Marmol F（2008）Lithium: bipolar disorder and neurodegenerative diseases. Possible cellular mechanisms of the therapeutic effects of lithium. Prog Neuropsychopharmacol Biol Psychiatry 32 : 1761-1771.
7) Wada A（2009）Lithium and neuropsychiatric therapeutics: neuroplasticity via glycogen synthase kinase-3β, β-catenin, and neurotrophin cascades. J Pharmacol Sci 110 : 14-28.
8) D'Mello SR, Anelli R, Calissano P（1994）Lithium induces apoptosis in immature cerebellar granule cells but promotes survival of mature neurons. Exp Cell Res 211 : 332-338.
9) Volonte C, Ciotti MT, Merlo D（1994）LiCl promotes survival of GABAergic neurons from cerebellum and cerebral cortex: LiCl induces survival of GABAergic neurons. Neurosci Lett 172 : 6-10.
10) Wada A（2009）GSK-3 inhibitors and insulin receptor signaling in health, disease, and therapeutics. Front Biosci 14 : 1558-1570.
11) Jope RS, Johnson GVW（2004）The glamour and gloom of glycogen synthase kinase-3. Trends Biochem Sci 29 : 95-102.
12) Meijer L, Flajolet M, Greengard P（2004）Pharmacological inhibitors of glycogen synthase kinase 3. Trends Pharmacol Sci 25 : 471-480.
13) Jope RS, Yuskaitis CJ, Beurel E（2007）Glycogen synthase kinase-3（GSK-3）: inflammation, diseases and therapeutics. Neurochem Res 32 : 577-595.
14) Martinez A（2008）Preclinical efficacy on GSK-3 inhibitors: towards a future gen-

eration of powerful drugs. Med Res Rev 28 : 773-796.
15) Jope RS (2003) Lithium and GSK-3: one inhibitor, two inhibitory actions, multiple outcomes. Trends Pharmacol Sci 24 : 441-443.
16) Takahashi-Yanaga F, Sasaguri T (2007) The Wnt/β-catenin signaling pathway as a target in drug discovery. J Pharmacol Sci 104 : 293-302.
17) Gould TD, Chen G, Manji HK (2004) In *vivo* evidence in the brain for lithium inhibition of glycogen synthase kinase-3. Neuropsychopharmacology 29 : 32-38.
18) O'Brien WT, Harper AD, Jové F et al. (2004) Glycogen synthase kinase-3β haploinsufficiency mimics the behavioral and molecular effects of lithium. J Neurosci 24 : 6791-6798.
19) Kaidanovich-Beilin O, Milman A, Weizman A et al. (2004) Rapid antidepressive-like activity of specific glycogen synthase kinase-3 inhibitor and its effect on β-catenin in mouse hippocampus. Biol Psychiatry 55 : 781-784.
20) Silva R, Mesquita AR, Bessa J et al. (2008) Lithium blocks stress-induced changes in depressive-like behavior and hippocampal cell fate: the role of glycogen-synthase-kinase-3β. Neuroscience 152 : 656-669.
21) Beaulieu J-M, Zhang X, Rodriguiz RM et al. (2008) Role of GSK3β in behavioral abnormalities induced by serotonin deficiency. Proc Natl Acad Sci USA 105 : 1333-1338.
22) Gould TD, Einat H, O'Donnell KC et al. (2007) β-Catenin overexpression in the mouse brain phenocopies lithium-sensitive behaviors. Neuropsychopharmacology 32 : 2173-2183.
23) Beaulieu J-M, Sotnikova TD, Yao W-D et al. (2004) Lithium antagonizes dopamine-dependent behaviors mediated by an AKT/glycogen synthase kinase 3 signaling cascade. Proc Natl Acad Sci USA 101 : 5099-5104.
24) Prickaerts J, Moechars D, Cryns K et al. (2006) Transgenic mice overexpressing glycogen synthase kinase 3β: a putative model of hyperactivity and mania. J Neurosci 26 : 9022-9029.
25) Eriksson PS, Perfilieva E, Björk-Eriksson T et al. (1998) Neurogenesis in the adult human hippocampus. Nat Med 4:1313-1317.
26) van Praag H, Schinder AF, Christie BR et al. (2002) Functional neurogenesis in the adult hippocampus. Nature 415:1030-1034.
27) Duman RS, Malberg J, Nakagawa S (2001) Regulation of adult neurogenesis by psychotropic drugs and stress. J Pharmacol Exp Ther 299 : 401-407.
28) Duman RS (2004) Depression: a case of neuronal life and death? Biol Psychiatry 56 : 140-145.
29) Duman RS, Monteggia LM (2006) A neurotrophic model for stress-related mood

disorders. Biol Psychiatry 59 : 1116-1127.
30) Pittenger C, Duman RS (2008) Stress, depression, and neuroplasticity: a convergence of mechanisms. Neuropsychopharmacology 33 : 88-109.
31) Kaneko N, Sawamoto K (2009) Adult neurogenesis and its alteration under pathological conditions. Neurosci Res 63 : 155-164.
32) Miller DB, O'Callaghan JP (2005) Aging, stress and the hippocampus. Ageing Res Rev 4 : 123-140.
33) Pariante CM, Lightman SL (2008) The HPA axis in major depression: classical theories and new developments. Trends Neurosci 31 : 464-468.
34) Karege F, Perroud N, Burkhardt S et al. (2007) Alteration in kinase activity but not protein levels of protein kinase B and glycogen synthase kinase-3β in ventral prefrontal cortex of depressed suicide victims. Biol Psychiatry 61 : 240-245.
35) O'Brien WT, Klein PS (2007) Regulation of glycogen synthase kinase-3 in patients with affective disorders. Biol Psychiatry 61 : 139-141.
36) Li X, Friedman AB, Zhu W et al. (2007) Lithium regulates glycogen synthase kinase-3β in human peripheral blood mononuclear cells: implication in the treatment of bipolar disorder. Biol Psychiatry 61 : 216-222.
37) Hye A, Kerr F, Archer N et al. (2005) Glycogen synthase kinase-3 is increased in white cells early in Alzheimer's disease. Neurosci Lett 373 : 1-4.
38) Leroy K, Yilmaz Z, Brion J-P (2007) Increased level of active GSK-3β in Alzheimer's disease and accumulation in argyrophilic grains and in neurones at different stages of neurofibrillary degeneration. Neuropathol Appl Neurobiol 33 : 43-55.
39) Yang W, Leystra-Lantz C, Strong MJ (2008) Upregulation of GSK3β expression in frontal and temporal cortex in ALS with cognitive impairment (ALSci). Brain Res 1196 : 131-139.
40) Kozlovsky N, Nadri C, Agam G (2005) Low GSK-3β in schizophrenia as a consequence of neurodevelopmental insult. Eur Neuropsychopharmacol 15 : 1-11.
41) Moore GJ, Bebchuk JM, Wilds IB et al. (2000) Lithium-induced increase in human brain grey matter. Lancet 356 : 1241-1242.
42) Moore GJ, Bebchuk JM, Hasanat K et al. (2000) Lithium increases N-acetyl-aspartate in the human brain: in vivo evidence in support of bcl-2's neurotrophic effects? Biol Psychiatry 48 : 1-8.
43) Foland LC, Altshuler LL, Sugar CA et al. (2008) Increased volume of the amygdala and hippocampus in bipolar patients treated with lithium. Neuroreport 19 : 221-224.
44) Wexler EM, Geschwind DH, Palmer TD (2008) Lithium regulates hippocampal

progenitor development through canonical Wnt pathway activation. Mol Psychiatry 13 : 285-292.
45) Li X, Zhu W, Roh M-S et al. (2004) In vivo regulation of glycogen synthase kinase -3β (GSK3β) by serotonergic activity in mouse brain. Neuropsychopharmacology 29 : 1426-1431.
46) Li X, Rosborough KM, Friedman AB et al. (2007) Regulation of mouse brain glycogen synthase kinase-3 by atypical antipsychotics. Int J Neuropsychopharmacol 10 : 7-19.
47) De Sarno, Bijur GN, Zmijewska AA et al. (2006) In vivo regulation of GSK3 phosphorylation by cholinergic and NMDA receptors. Neurobiol Aging 27 : 413-422.
48) Alimohamad H, Sutton L, Mouyal J et al. (2005) The effects of antipsychotics on β-catenin, glycogen synthase kinase-3 and dishvelled in the ventral midbrain of rats. J Neurochem 95 : 513-525.
49) Alimohamad H, Rajakumar N, Seah Y-H et al. (2005) Antipsychotics alter the protein expression levels of β-catenin and GSK-3 in the rat medial prefrontal cortex and striatum. Biol Psychiatry 57 : 533-542.
50) Sutton LP, Honardoust D, Mouyal J et al. (2007) Activation of the canonical Wnt pathway by the antipsychotics haloperidol and clozapine involves dishvelled-3. J Neurochem 102 : 153-169.
51) Mostany R, Valdizán EM, Pazos A (2008) A role for nuclear β-catenin in SNRI antidepressant-induced hippocampal cell proliferation. Neuropharmacology 55 : 18 -26.
52) Madsen TM, Newton SS, Eaton ME et al. (2003) Chronic electroconvulsive seizure up-regulates β-catenin expression in rat hippocampus: role in adult neurogenesis. Biol Psychiatry 54 : 1006-1014.
53) Warner-Schmidt JL, Madsen TM, Duman RS (2008) Electroconvulsive seizure restores neurogenesis and hippocampus-dependent fear memory after disruption by irradiation. Eur J Neurosci 27 : 1485-1493.
54) Boku S, Nakagawa S, Masuda T et al. (2009) Glucocorticoids and lithium reciprocally regulate the proliferation of adult dentate gyrus-derived neural precursor cells through GSK-3β and β-catenin/TCF pathway. Neuropsychopharmacology 34 : 805-815.
55) Beaulieu J-M (2007) Not only lithium: regulation of glycogen synthase kinase-3 by antipsychotics and serotonergic drugs. Int J Neuropsychopharmacol 10 : 3-6.
56) Mao Y, Ge X, Frank CL et al. (2009) Disrupted in schizophrenia 1 regulates neuronal progenitor proliferation via modulation of GSK3β/β-catenin signaling. Cell 136 : 1017-1031.

57) Ming G-I, Song H (2009) DISC1 partners with GSK3β in neurogenesis. Cell 136 : 990-992.
58) He P, Shen Y (2009) Interruption of β-catenin signaling reduces neurogenesis in Alzheimer's disease. J Neurosci 29 : 6545-6557.
59) Inestrosa NC, Toledo EM (2008) The role of Wnt signaling in neuronal dysfunction in Alzheimer's disease. Mol Neurodegener 3:9.
60) Fukumoto T, Morinobu S, Okamoto Y et al. (2001) Chronic lithium treatment increases the expression of brain-derived neurotrophic factor in the rat brain. Psychopharmacology 158 : 100-106.
61) Hashimoto R, Takei N, Shimazu K et al. (2002) Lithium induces brain-derived neurotrophic factor and activates TrkB in rodent cortical neurons: an essential step for neuroprotection against glutamate excitotoxicity. Neuropharmacology 43 : 1173-1179.
62) Hashimoto K, Shimizu F, Iyo M (2004) Critical role of brain-derived neurotrophic factor in mood disorders. Brain Res Brain Res Rev 45 : 104-114.
63) Jacobsen JP, Mørk A (2004) The effect of escitalopram, desipramine, electroconvulsive seizures and lithium on brain-derived neurotrophic factor mRNA and protein expression in the rat brain and the correlation to 5-HT and 5-HIAA levels. Brain Res 1024 : 183-192.
64) Son H, Yu IT, Hwang S-J et al. (2003) Lithium enhances long-term potentiation independently of hippocampal neurogenesis in the rat dentate gyrus. J Neurochem 85 : 872-881.
65) Yasuda S, Liang M-H, Marinova Z et al. (2009) The mood stabilizers lithium and valproate selectively activate the promoter IV of brain-derived neurotrophic factor in neurons. Mol Psychiatry 14 : 51-59.
66) Sinha D, Wang Z, Ruchalski KL et al. (2005) Lithium activates the Wnt and phosphatidylinositol 3-kinase Akt signaling pathway to promote cell survival in the absence of soluble survival factors. Am J Physiol Renal Physiol 288 : F703-F713.
67) Silva R, Martins L, Longatto-Filho A et al. (2007) Lithium prevents stress-induced reduction of vascular endothelial growth factor levels. Neurosci Lett 429 : 33-38.
68) Hoshaw BA, Malberg JE, Lucki I (2005) Central administration of IGF-I and BDNF leads to long-lasting antidepressant-like effects. Brain Res 1037 : 204-208.
69) Hoshaw BA, Hill TI, Crowley JJ et al. (2008) Antidepressant-like behavioral effects of IGF-I produced by enhanced serotonin transmission. Eur J Pharmacol 594 : 109-116.
70) Khawaja X, Xu J, Liang J-J et al. (2004) Proteomic analysis of protein changes

developing in rat hippocampus after chronic antidepressant treatment: implications for depressive disorders and future therapies. J Neurosci Res 75 : 451-460.
71) Chen MJ, Russo-Neustadt AA (2007) Running exercise-and antidepressant-induced increases in growth and survival-associated signaling molecules are IGF-dependent. Growth Factors 25 : 118-131.
72) Cotman CW, Berchtold NC, Christie AL (2007) Exercise builds brain health: key roles of growth factor cascades and inflammation. Trends Neurosci 30 : 464-472.
73) Ding Q, Vaynman S, Akhavan M et al. (2006) Insulin-like growth factor I interfaces with brain-derived neurotrophic factor-mediated synaptic plasticity to modulate aspects of exercise-induced cognitive function. Neuroscience 140 : 823-833.
74) McCusker RH, McCrea K, Zunich S et al. (2006) Insulin-like growth factor-I enhances the biological activity of brain-derived neurotrophic factor on cerebrocortical neurons. J Neuroimmunol 179 : 186-190.
75) Tsankova N, Renthal W, Kumar A et al. (2007) Epigenetic regulation in psychiatric disorders. Nat Rev Neurosci 8 : 355-367.
76) Krishnan V, Nestler EJ (2008) The molecular neurobiology of depression. Nature 455 : 894-902.
77) Sweatt JD (2009) Experience-dependent epigenetic modification in the central nervous system. Biol Psychiatry 65 : 191-197.
78) Reul JMHM, Chandramohan Y (2007) Epigenetic mechanisms in stress-related memory formation. Psychoneuroendocrinology 32 : 521-525.
79) Bilang-Bleuel A, Ulbricht S, Chandramohan Y et al. (2005) Psychological stress increases histone H3 phosphorylation in adult dentate gyrus granule neurons: involvement in a glucocorticoid receptor-dependent behavioural response. Eur J Neurosci 22 : 1691-1700.
80) Chandramohan Y, Droste SK, Arthur JSC et al. (2008) The forced swimming-induced behavioural immobility response involves histone H3 phospho-acetylation and c-Fos induction in dentate gyrus granule neurons via activation of the N-methyl-D-aspartate/extracellular signal-regulated kinase/mitogen- and stress-activated kinase signalling pathway. J Neurosci 27 : 2701-2713.
81) Collins A, Hill LE, Chandramohan Y et al. (2009) Exercise improves cognitive responses to psychological stress through enhancement of epigenetic mechanisms and gene expression in the dentate gyrus. PLoS One 4 : e4330 (Epub 2009 Jan 30)
82) Weaver IC, Cervoni N, Champagne FA et al. (2004) Epigenetic programming by maternal behavior. Nat Neurosci 7 : 847-854.
83) Weaver IC (2007) Epigenetic programming by maternal behavior and pharmacological intervention. Nature versus nurture: let's call the world thing off.

Epigenetics 2 : 22-28.
84) McGowan PO, Meaney MJ, Szyf M (2008) Diet and the epigenetic (re)programming of phenotypic differences in behavior. Brain Res 1237 : 12-24.
85) Phiel CJ, Zhang F, Huang EY et al. (2001) Histone deacetylase is a direct target of valproic acid, a potent anticonvulsant, mood stabilizer, and teratogen. J Biol Chem 276 : 36734-36741.
86) Göttlicher M, Minucci S, Zhu P et al. (2001) Valproic acid defines a novel class of HDAC inhibitors inducing differentiation of transformed cells. EMBO J 20 : 6969-6978.
87) Krämer OH, Zhu P, Ostendorff HP et al. (2003) The histone deacetylase inhibitor valproic acid selectively induces proteasomal degradation of HDAC2. EMBO J 22 : 3411-3420.
88) Sharma RP, Rosen C, Kartan S et al. (2006) Valproic acid and chromatin remodeling in schizophrenia and bipolar disorder: preliminary results from a clinical population. Schizophr Res 88 : 227-231.
89) Guidotti A, Dong E, Kundakovic M et al. (2008) Characterization of the action of antipsychotic subtypes on valproate-induced chromatin remodeling. Trends Pharmacol Sci 30 : 55-60.
90) Eyal S, Yagen B, Sobol E et al. (2004) The activity of antiepileptic drugs as histone deacetylase inhibitors. Epilepsia 45 : 737-744.
91) Beutler AS, Li S, Nicol R et al. (2005) Carbamazepine is an inhibitor of histone deacetylases. Life Sci 76 : 3107-3115.
92) Tsankova NM, Berton O, Renthal W et al. (2006) Sustained hippocampal chromatin regulation in a mouse model of depression and antidepresssant action. Nat Neurosci 9 : 519-525.
93) Tsankova NM, Kimar A, Nestler EJ (2004) Histone modifications at gene promoter regions in rat hippocampus after acute and chronic electroconvulsive seizures. J Neurosci 24 : 5603-5610.
94) McColl G, Killilea DW, Hubbard AE et al. (2008) Pharmacogenetic analysis of lithium-induced delayed aging in *Caenorhabditis elegans*. J Biol Chem 283 : 350-357.
95) Cohen T, Yao TP (2004) Ack-knowledge reversible acetylation. Sci STKE 2004 : pe42
96) Carey N, La Thangue NB (2006) Histone deacetylase inhibitors: gathering pace. Curr Opin Pharmacol 6 : 369-375.
97) Abel T, Zukin RS (2008) Epigenetic targets of HDAC inhibition in neurodegenerative and psychiatric disorders. Curr Opin Pharmacol 8 : 57-64.

98) Schroeder FA, Lin CL, Crusio WE et al. (2007) Antidepresant-like effects of the histone deacetylase inhibitor, sodium butyrate, in the mouse. Biol Psychiatry 62 : 55-64.
99) Post RM, Frye MA, Denicoff KD et al. (1998) Beyond lithium in the treatment of bipolar illness. Neuropsychopharmacology 19 : 206-219.
100) Rogawski MA, Löscher W (2004) The neurobiology of antiepileptic drugs for the treatment of nonepileptic conditions. Nat Med 10 : 685-692.
101) Ettinger AB, Argoff CE (2007) Use of antiepileptic drugs for nonepileptic conditions: psychiatric disorders and chronic pain. Neurotherapeutics 4 : 75-83.
102) Johannessen L, Mark C (2008) Antiepileptic drugs in non-epilepsy disorders: relations between mechanisms of action and clinical efficacy. CNS Drugs 22 : 27-47.
103) McIntyre RS, Soczynska JK, Konarski JZ et al. (2007) Should depressive syndromes be reclassified as "metabolic syndrome type II" ? Ann Clin Psychiatry 19 : 257-264.
104) Rao JS, Lee H-J, Rapoport SI et al. (2008) Mode of action of mood stabilizers: is the arachidonic acid cascade a common target? Mol Psychiatry 13 : 585-96.
105) Rosenberg G (2007) Review. The mechanisms of action of valproate in neuropsychiatric disorders: can we see the forest for the trees? Cell Mol Life Sci 64 : 1090-2103.
106) Johannessen CU (2000) Mechanisms of action of valproate: a commentatory. Neurochem Int 37 : 103-110.
107) Chen G, Yuan P, Hawver DB et al. (1997) Increase in AP-1 transcription factor DNA binding activity by valproic acid. Neuropsychopharmacology 16:238-245.
108) Krämer OH, Zhu P, Ostendorff HP et al. (2003) The histone deacetylase inhibitor valproic acid selectively induces proteasomal degradation of HDAC2. EMBO J 22 : 3411-3420.
109) Lamarre M, Desrosiers RR (2008) Up-regulation of protein L-isoaspartyl methyltransferase expression by lithium is mediated by glycogen synthase kinase-3 inactivation and β-catenin stabilization. Neuropharmacology 55 : 669-676.
110) Cournoyer P, Desrosiers RR (2009) Valproic acid enhances protein L-isoaspartyl methyltransferase expression by stimulating extracellular signal-regulated kinase signaling pathway. Neuropharmacology 56 : 839-848.
111) Yamamoto A, Takagi H, Kitamura D et al. (1998) Deficiency in protein L-isoaspartyl methyltransferase results in a fatal progressive epilepsy. J Neurosci 18 : 2063-2074.
112) Lanthier J, Bouthillier A, Lapointe M et al. (2002) Down-regulation of protein L-

isoaspartyl methyltransferase in human epileptic hippocampus contributes to generation of damaged tubulin. J Neurochem 83 : 581-591.
113) Kakiuchi C, Ishigaki S, Oslowski CM et al. (2009) Valproate, a mood stabilizer, induces WFS1 expression and modulates its interaction with ER stress protein GRP94. PLoS One 4 : e4134 (Epub 2009 Jan 6)
114) Ceron-Litvoc D, Soares BG, Geddes J et al. (2009) Comparison of carbamazepine and lithium in treatment of bipolar disorder: a systematic review of randomized controlled trials. Hum Psychopharmacol 24 : 19-28.
115) Aubry J-M, Schwald M, Ballmann E et al. (2009) Early effects of mood stabilizers on the Akt/GSK-3β signaling pathway and on cell survival and proliferation. Psychopharmacology 205 : 419-429.
116) Chang YC, Rapoport SI, Rao JS (2009) Chronic administration of mood stabilizers upregulate BDNF and Bcl-2 expression levels in rat frontal cortex. Neurochem Res 34 : 536-541.
117) Ketter TA, Manji HK, Post RM (2003) Potential mechanisms of action of lamotrigine in the treatment of bipolar disorders. J Clin Psychopharmacol 23 : 484-495.
118) Kuzniecky R, Ho S, Pan J et al. (2002) Modulation of cerebral GABA by topiramate, lamotrigine, and gabapentin in healthy adults. Neurology 58 : 368-372.
119) Mula M, Cavanna AE, Monaco F (2006) Psychopharmacology of topiramate: from epilepsy to bipolar disorder. Neuropsychiatr Dis Treat 2 : 475-488.
120) Ängehagen M, Ben-Menachem E, Shank R et al. (2004) Topiramate modulation of kainite-induced calcium currents is inversely related to channel phosphorylation level. J Neurochem 88 : 320-325.
121) Ängehagen M, Rönnbäck L, Hansson E et al. (2005) Topiramate reduces AMPA-induced Ca^{2+} transients and inhibits GluR1 subunit phosphorylation in astrocytes from primary cultures. J Neurochem 94 : 1124-1130.
122) Curia G, Aracri P, Sancini G et al. (2004) Protein-kinase C-dependent phosphorylation inhibits the effect of the antiepileptic drug topiramate on the persistent fraction of sodium currents. Neuroscience 127 : 63-68.
123) Curia G, Aracri P, Colombo E et al. (2007) Phosphorylation of sodium channels mediated by protein kinase-C modulates inhibition by topiramate of tetrodotoxin-sensitive transient sodium current. Br J Pharmacol 150 : 792-797.
124) Petroff OA, Rothman DL, Behar KL et al. (1996) The effect of gabapentin on brain gamma-aminobutyric acid in patients with epilepsy. Ann Neurol 39 : 95-99.
125) Cheng J-K, Chiou L-C (2006) Mechanisms of the antinociceptive action of gabapentin. J Pharmacol Sci 100 : 471-486.
126) Davies A, Hendrich J, Van Minh AT et al. (2007) Functional biology of the $\alpha_2\delta$

subunits of voltage-gated calcium channels. Trends Pharmacol Sci 28 : 220-228.
127) Gee NS, Brown JP, Dissanayake VUK et al. (1996) The novel anticonvulsant drug, gabapentin (neurontin), binds to the $\alpha_2\delta$ subunits of a calcium channel. J Biol Chem 271 : 5768-5776.
128) Hendrich J, Van Minh AT, Heblich F et al. (2008) Pharmacological disruption of calcium channel trafficking by the $\alpha_2\delta$ ligand gabapentin. Proc Natl Acad Sci USA 105 : 3628-3633.
129) Heblich F, Tran Van Minh A, Hendrich J et al. (2008) Time course and specificity of the pharmacological disruption of the trafficking of voltage-gated calcium channels by gabapentin. Channels 2 : 4-9.
130) Mich PM, Horne WA (2008) Alternative splicing of the Ca^{2+} channel β_4 subunit confers specificity for gabapentin inhibition of $Ca_v2.1$ trafficking. Mol Pharmacol 74 : 904-912.
131) Bauer CS, Nieto-Rostro M, Rahman W et al. (2009) The increased trafficking of the calcium channel subunit $\alpha_2\delta$-1 to presynaptic terminals in neuropathic pain is inhibited by the $\alpha_2\delta$ ligand pregabalin. J Neurosci 29 : 4076-4088.

索　引

〔数字〕
5-HIAA　33
5-HT$_{1A}$受容体　34
5-hydroxyindol acetic acid　33

〔A〕
ACC　30, 31
activator protein-1（AP-1）　114
affective disorders　14
Akiskal　12
Amygdala　30, 32
amyloid precursor protein　72
Andersen　43
Angst　12
ANK3　36
Ankyrin-G gene　36
Anterior Cingulate Cortex　30, 31
Aretaios　11

〔B〕
Basal Ganglia　30, 32
Bax　95
Bcl-2　95, 114, 119
BDNF（brain-derived neurotrophic factor）
　　34, 95, 99, 105, 106, 111, 114, 119

β-catenin　97, 101, **103**, **104**, **105**, 116
β-catenin ノックイン　103
β-アミロイド　105

〔C〕
c-Fos　95, 114
c-Jun　114
CACNA1C　36
cAMP　33
CANMAT　64
CC　59
classicality　52
Claud Bernard　83
Continuous Cycling パターン　59
curare　83
cyclic AMP-responsive element binding
　　protein（CREB）　114
γ-アミノ酪酸　88, 95, 114

〔D〕
D-M-I パターン　58
DISC1（Disrupted in Schizophrenia 1）
　　36, **105**
DLPFC　29, 31
DNA・メチル化　109, 110

dorsal ACC　30
Dorsolateral Prefrontal Cortex　29, 31
double depression　18
DSM-Ⅳ-TR　13
Dunner　12

〔F〕
Farlet　12

〔G〕
GABA　88, 95, 114, 119, 120
GABA代謝酵素　120
GABAトランスポーター　120
GAD$_{67}$　115
Genome Wide Association Study　36
Glycogen Synthase Kinase-3α　72
Grp94　116
GSK-3α/3β　**100, 101**, 105
GSK-3α　72
GSK-3β　72, **97, 101, 104**, 114, 116, 117
GSK-3βノックイン　102
GSK-3βノックダウン　101
GSK-3阻害薬　97, 101
GTP結合蛋白質　33
GTP結合蛋白質連結型受容体　97
GWAS　36

〔H〕
Hippocampus　30, 31
Hippocrates　11
HVA（homovanilic acid）　33

〔I〕
ICD-10　13
IGF-Ⅰ　99, **106**
IGF-Ⅱ　99, 106
Instability Hypothesis（不安定仮説）　74
insulin　99
IP$_3$　33

〔K〕
KCNMB 2　37
Kessing　43
Kraepelin　12

〔L〕
L-ドーパ　80, **82**

〔M〕
M-D-Iパターン　58
mood disorders　14
mood stabilizers　47
multiple rare variants　37

[N]

N-acetylaspartate活性 34

neurogenesis **103**

[O]

OFC (Orbital Frontal Cortex)　29, 31

[P]

p53　95

Perris　12

Phiel　72

Pottasium large conductance calcium-activated channel subfamily M, beta member 2　37

proBDNF　35

Protein L-isoaspartyl methyltransferase (PIMT)　115, 116

[R]

rapid cycling affective disorder　16

recurrence　52

reelin　115

[S]

Social Rhythm Therapy (SRT)　75

Social Zeitgeber Theory of Mood Disorders　74

soft bipolar disorder　12

SSRIs　56

STEP-BD　62

subgenual ACC　30

[T]

TCAサイクル　114

The α-1C subunit of the L-type voltage-gated calcium channel gene　36

[V]

Val 66 Met　34

Val 66 Val　34

VEGF　99, 106

ventral ACC　30

[W]

WFS1　116

White Matter　30, 32

WHO　13

Wntシグナル経路　99

Wolfram症候群　116

〔あ〕

足場蛋白質（scaffold proteins） 91
アスピリン 84
アセチルコリン 33
アポトーシス 95
アラキドン酸合成酵素 113
アルコール 23
アルコール依存症 112
アルツハイマー病 99, 103, 104, **105**, 113
アロディニア 112
アロプリノール 55

〔い〕

異常リン酸化 72
遺伝子転写調節因子 91, 113
イミプラミン 80, 81, 110, 111, 112
医療保護入院 46
インスリン抵抗性 112

〔う〕

うつ病 11, 104

〔え〕

エイコサノイド **91**, 113
エピジェネティク調節 **108**, **109**, **110**
炎症 99
炎症性サイトカイン 112

〔お〕

オータコイド **89**
オメガ3不飽和脂肪酸 55
オランザピン 53

〔か〕

海馬 30, 31, **103**, 109
海馬—視床下部—下垂体—副腎皮質系 104
快楽的活動 14
核移行シグナル **92**
覚醒剤 23
過食症 112
ガバペンチン 55, **120**
カルシウム 33
カルバマゼピン 47, 110, 112, 113, **116**
眼窩前頭皮質 29, 31
感情障害 14
観念奔逸 14

〔き〕

記憶 30
基底核 30, 32
気分安定薬 47
気分循環性障害 18
気分障害 14, 112, 113
気分不安定薬 70
気分変調性障害 18

強制入院　46
共通罹患率　112, 113
強迫性　29
興味または喜びの喪失　15
虚血　99
筋萎縮性側索硬化症　104

〔く〕
クエチアピン　53, 58
薬の作用点　**83**
クラレ　**83**
グルココルチコイド受容体　109
グルタミン酸受容体　88, 119
グルタミン酸脱炭酸酵素67　115
クロールプロマジン　80, **81**, 94
クロザピン　55
黒胆汁質　11

〔け〕
芸術性　17
軽躁病エピソード　14
軽微双極性障害　12
血中濃度　50
ゲノムワイド関連解析　36
幻覚や妄想　14

〔こ〕
抗けいれん薬　**112**

構成的活性　97
抗てんかん薬　49
混合エピソード　14

〔さ〕
サイアザイド　80
サイクロオキシゲナーゼ　85, 86, 113
サイトカイン　89
細胞間情報伝達機構　**87**, **89**
細胞内受容体　**90**
細胞内情報伝達機構　**89**
細胞表面受容体　**90**
サクシニルコリン　**84**

〔し〕
ジェネティック調節　108
思考力や集中力の低下　15
自殺念慮の出現　25
自殺念慮や自殺企図　15
視床下部―下垂体―副腎皮質系　109
自尊心の肥大　14
膝下前部帯状皮質　30
ジプラシドン　53
死別反応　15
受容体型タイロシン・カイネース　97
循環気質　21, 68
循環精神病　12
脂溶性（疎水性）生理活性物質　90

焦燥または制止　15
衝動性　29
小胞体　116
小胞体ストレス　116
情報の多様性　**88**
情報の特異性　**88**
小胞輸送蛋白質　91
食欲や体重の変化　15
神経因性疼痛　112
神経栄養因子　97, 104, 106
神経原線維変化　72
神経細胞可塑性　**103**
神経精神病治療薬　104
神経伝達物質　**89**
神経保護因子　34
心理教育　73

〔す〕

スイッチ　56
水道水中のリチウム濃度　73
睡眠・覚醒リズムの異常　74
睡眠障害　15
睡眠欲求の減少　14
水溶性生理活性物質　**90**
ストレス　104, 109
スルフォナマイド　80
スルフォニルウレア　80

〔せ〕

精神病　12
精神病性の特徴　14
精神分裂病　12
世界保健機構　13
セカンド・メッセンジャー　91
セルトラリン　56
セレニカ®　47
セロトニン　33
選択的注意　30
前部帯状皮質　30, 31

〔そ〕

躁うつ病　11, 12
躁うつ病一元論　12
躁うつ病二元論　12
双極Ⅰ 1/2 型障害　19
双極 1/2 型障害　19
双極 1/4 型障害　19
双極Ⅰ型障害　12, 16
双極Ⅱ 1/2 型障害　21
双極Ⅱ型障害　12, 16
双極Ⅲ 1/2 型障害　23
双極Ⅲ型障害　22
双極Ⅳ型障害　23
双極Ⅴ型障害　24
双極Ⅵ型障害　25
双極スペクトラム　18, 67

双極性うつ病　27
双極性障害　11, 115
創造性　17
早発痴呆　12
躁病　11
躁病エピソード　14

〔た〕

大うつ病エピソード　14
大うつ病性障害　18
体液学説　11
帯状皮質　30
対人関係・社会リズム療法（Interpersonal and Social Rhythm Therepy：IPSRT）　74
対人関係療法（Interpersonal Psychothrapy：IPT）　74
第二世代抗精神病薬　53
タウ蛋白　72
脱アセチル化酵素阻害薬　**111**
脱リン酸化酵素　91
多弁　14
単極性うつ病　12
蛋白質リン酸化酵素　91, 97

〔ち〕

注意散漫　14
長期追跡研究　41

重複うつ病　18

〔て〕

デキサメサゾン　104
テグレトール®　47
デパケン®　47
テレスミン®　47
電位依存性 Ca^{2+} チャネル　120
電位依存性 Na^+ チャネル　114, 116, 119, 120
てんかん　112, 113
電気けいれん療法　55, 104, 110

〔と〕

統合失調症　12, 104, 115
統合失調双極障害　19
糖尿病　99, 113
ドーパミン　81, 82
ドーパミン D_2 受容体遮断薬　82
特定不能の双極性障害　18
ドパミン　33
トピラマート　55, 63, 110, 117, **119**
トリコスタチン A　109, 115

〔な〕

ナトリウム・カリウム ATPase　33

〔に〕
入院　45
任意入院　46
認知機能　29
認知症　25, 42

〔の〕
脳由来の神経栄養因子　34
脳梁　30
ノルアドレナリン　33

〔は〕
パーキンソン病　**82**
背外側前頭前野　29, 31
背側前部帯状皮質　30
白質　30, 32
発癌　99
発揚気質　23, 67
バルプロ酸　47, 80, 105, 110, **113**, 116, 117
ハロペリドール　81

〔ひ〕
ヒストン・アセチル化　109, 110, 114, 115
ヒストン脱アセチル化酵素　105
ヒストン・脱メチル化酵素　110
ヒストンのアセチル化・脱アセチル化　**111**
病相頻発型気分障害　16

疲労感や気力の減退　15

〔ふ〕
不安障害　112
賦活症候群　25
腹側前部帯状皮質　30
服薬管理　73
服薬指導　73
物質乱用　23
ブプロピオン　56
プラセボ　56
プロスタグランディン　85
プロテアソーム　97, 103

〔へ〕
米国精神医学会　12
辺縁症状　25
片頭痛　112, 113
扁桃体　30, 32
ベンラファキシン　56

〔ほ〕
ホルモン　**89**
本態性振戦　112, 113

〔ま〕
魔女狩り　12
マニー　11

〔み〕

ミアンセリン 57
ミルタザピン 57

〔む〕

無価値感や過剰な罪責感 15

〔め〕

メサイオニン含有食餌 110
メランコリー 11

〔も〕

目標志向性の活動亢進 14
モノアミン・トランスポーター阻害薬 82

〔や〕

薬物受容体 86

〔ゆ〕

有病率 39

〔よ〕

抑うつ気分 15
欲動 29

〔ら〕

ラピッドサイクラー 16
ラミクタール® 47
ラモトリギン 47, 113, **119**

〔り〕

リーマス® 47
リスペリドン 53
リチウム 47, 80, **94**, **100**, **101**, 104, 105, 110, 113, 116, 117

〔れ〕

レセルピン 80

〔ろ〕

老人斑 72

著者略歴

寺尾　岳　Terao Takeshi

- 1985年　産業医科大学医学部卒業
- 1989年　産業医科大学医学部精神医学教室助手
- 1995年　産業医科大学医学部精神医学教室講師
- 1999年　オックスフォード大学医学部精神医学講座へ留学
- 2000年　産業医科大学医学部精神医学教室助教授
- 2004年　大分大学医学部脳・神経機能統御講座（精神神経医学）教授に就任し、現在に至る。

所属学会：International Society of Psychoneuroendocrinology、International Society of Bipolar Disorders、日本臨床神経精神薬理学会（理事）、日本生物学的精神医学会（評議員）、日本精神科診断学会（評議員）、日本産業精神保健学会（評議員）、日本精神神経学会（評議員）など

和田　明彦　Wada Akihiko

- 1971年　横浜市立大学医学部卒業
- 1971年　大阪大学医学部第二内科入局
- 1978年　ヴァージニア大学医学部 Ferid Murad 研へ留学
- 1981年　産業医科大学医学部薬理学講座助教授
- 1992年　宮崎医科大学薬理学講座教授
- 2003年　宮崎大学医学部薬理学講座教授
- 2010年　九州保健福祉大学学長

所属学会：Society for Neuroscience, New York Academy of Sciences、日本薬理学会（Journal of Pharmacological Sciences 常任 Editor、評議員）など

© 2010　　　　　　　　　　　　　　　第1版発行　2010年6月30日

双極性障害の診断・治療と気分安定薬の作用機序

（定価はカバーに表示してあります）

〈検印廃止〉

著　者　寺　尾　　　岳
　　　　和　田　明　彦

発行者　服　部　治　夫
発行所　株式会社 新興医学出版社
〒113-0033　東京都文京区本郷6-26-8
電話　03（3816）2853
FAX　03（3816）2895

印刷　株式会社 藤美社　　ISBN978-4-88002-811-8　　郵便振替　00120-8-191625

- ・本書の複製権・上映権・譲渡権・公衆送信権（送信可能化権を含む）は株式会社新興医学出版社が保有します。
- ・JCOPY〈（社）出版者著作権管理機構 委託出版物〉
本書の無断複写は著作権法上での例外を除き禁じられています。複写される場合は、そのつど事前に（社）出版者著作権管理機構（電話 03-3513-6969、FAX 03-3513-6979、e-mail：info@jcopy.or.jp）の許諾を得てください。